Kinderanästhesie

Anästhesie im Kindesalter

Symposium Berlin, 30.11.–1.12.1984

Herausgegeben von
F.-J. Kretz und K. Eyrich

Unter Mitarbeit von
K.-H. Altemeyer H.-D. Frank L. Hannemann P. Heine
G. Heinemeyer K. Karguth G. Kraus K. Kühn J. Link
K. Pankrath J. Schäffer G. Sprotte D. Wölfel

Mit 35 Abbildungen und 21 Tabellen

Springer-Verlag
Berlin Heidelberg New York Tokyo

Dr. Franz-Josef Kretz Prof. Dr. Klaus Eyrich
Klinik für Anästhesiologie und operative Intensivmedizin,
Klinikum Steglitz der Freien Universität Berlin
Hindenburgdamm 30, 1000 Berlin 45

ISBN-13:978-3-540-15737-3 e-ISBN-13:978-3-642-70658-5
DOI: 10.1007/978-3-642-70658-5

CIP-Kurztitelaufnahme der Deutschen Bibliothek
Anästhesie im Kindesalter: Symposium Berlin, 30. 11.-1. 12. 1984 /
hrsg. von F.-J. Kretz; K. Eyrich. -
Berlin, Heidelberg; New York; Tokyo: Springer, 1985. (Kinderanästhesie)
ISBN-13:978-3-540-15737-3

NE: Kretz, Franz-Josef [Hrsg.]

2119/3140-543210

Vorwort

Die Anästhesie hat aufgrund intensiver Forschungstätigkeit ein hohes Maß an Sicherheit erreicht. Risiken birgt in sich noch der Patient mit schweren Vorerkrankungen und der Patient aus extremen Altersbereichen. Dazu zählt auch das Kindesalter und hier insbesondere das Frühgeborenen-, das Neugeborenen- und das Säuglingsalter.

Der Anästhesie im Kindesalter war deshalb Ende 1984 ein Symposium in Berlin gewidmet, das sich eines regen Zuspruchs erfreuen konnte. Es ging nicht nur um das noch ungeklärte Problem der Prämedikation im Kindesalter, vielmehr wurde ein breites Spektrum anästhesiologischer Fragen im Kindesalter angesprochen und eingehend diskutiert.

Kinderanästhesie - das bedeutet nicht Subspezialisierung in einer schon extrem spezialisierten Medizin. Dennoch sind Symposien mit dieser Spezifizierung notwendig, um den Erfahrungsaustausch zwischen denen zu fördern, die sich mit der Problematik täglich beschäftigen, und um Informationen an jene weiterzugeben, die diese für ihre tägliche Arbeit brauchen.

Die Veröffentlichung der Referate und der Diskussionsbeiträge in diesem Buch soll dieser Informationsübermittlung dienen.

Berlin, im Juli 1985 *F.-J. Kretz und K. Eyrich*

Danksagung

Die Autoren aus dem Klinikum Steglitz der FU Berlin sagen dank

- Frau Liese, Frau Haddad, Frau Wiesiolek und ihren Mitarbeitern vom zentralen Schreibbüro sowie Frau Dischlatis für die Schreibarbeiten
- Frau Köster für die Herstellung der Grafiken und
- Frau Dr. Hoffart für Korrekturarbeiten.

Inhaltsverzeichnis

Mitarbeiterverzeichnis

Priv.-Doz. Dr. K.-H. Altemeyer
Zentrum für Anaesthesiologie, Klinikum der Universität Ulm,
Steinhövelstr. 9, 7900 Ulm

Prof. Dr. R. Dennhardt
Klinik für Anaesthesiologie und operative Intensivmedizin,
Klinikum Steglitz der FU Berlin, Hindenburgdamm 30,
1000 Berlin 45

Priv.-Doz. Dr. H.-D. Frank
Kaiserin-Auguste-Viktoria-Haus, Universitätskinderklinik
der FU Berlin, Heubnerweg 6, 1000 Berlin 19

Dr. L. Hannemann
Klinik für Anaesthesiologie und operative Intensivmedizin,
Klinikum Steglitz der FU Berlin, Hindenburgdamm 30,
1000 Berlin 45

Dr. P. Heine
Klinik für Anaesthesiologie und operative Intensivmedizin,
Klinikum Steglitz der FU Berlin, Hindenburgdamm 30,
1000 Berlin 45

Dr. G. Heinemeyer
Institut für Klinische Pharmakologie, Klinikum Steglitz
der FU Berlin, Hindenburgdamm 30, 1000 Berlin 45

Dr. K. Karguth
Abteilung für Anästhesie, Städtisches Klinikum Braunschweig,
Salzdahlumer Str. 90, 3300 Braunschweig

Dr. G. Kraus
Institut für Anaesthesiologie, Universität Erlangen,
Maximiliansplatz 1, 8520 Erlangen

Dr. K. Kühn
Anaesthesieabteilung, Kinderklinik auf der Bult,
Lindemannallee 9, 3000 Hannover 1

Priv.-Doz. Dr. J. Link
Klinik für Anaesthesiologie und operative Intensivmedizin, Klinikum Steglitz der FU Berlin, Hindenburgdamm 30, 1000 Berlin 45

Dr. K. Pankrath
Abteilung für Kinderchirurgie, Klinik für Allgemein-, Thorax- und Gefäßchirurgie, Klinikum Steglitz der FU Berlin, Hindenburgdamm 30, 1000 Berlin 45

Dr. J. Schäffer
Zentrum für Anästhesiologie, Abteilung II, Medizinische Hochschule Hannover, Konstanty-Gutschow-Str. 8, 3000 Hannover 61

Priv.-Doz. Dr. G. Sprotte
Institut für Anaesthesiologie, Universität Würzburg, Josef-Schneider-Str. 2, 8700 Würzburg

Dr. D. Wölfel
Klinik für Anaesthesiologie und operative Intensivmedizin, Klinikum Steglitz der FU Berlin, Hindenburgdamm 30, 1000 Berlin 45

Physiologie im Säuglings- und Kleinkindesalter

K.-H. Altemeyer, T. Fösel und S. Berg-Seiter

Bevor ich näher auf einige spezielle Aspekte in der Physiologie dieser Altersgruppen eingehe, lassen Sie mich bitte kurz definieren, von welchen Zeitabschnitten wir sprechen. Das Säuglingsalter umfaßt das erste Lebensjahr, davon getrennt wird noch einmal das Neugeborenenalter, das sich auf die ersten 28 Lebenstage bezieht. Vom Kleinkindesalter sprechen wir bei Kindern vom 2. bis einschließlich 5. Lebensjahr. Bereits zwischen diesen Altersgruppen gibt es erhebliche Unterschiede in den physiologischen Kenngrößen. Diese Unterschiede fallen jedoch noch deutlicher aus, wenn man das Erwachsenenalter als Vergleich heranzieht. Dabei sind diese Abweichungen, und das ist wichtig zu wissen, nicht nur quantitativer, sondern vor allen Dingen qualitativer Natur. Daraus ergibt sich der oft zitierte und entscheidende Hinweis für jeden, der sich mit diesen Altersgruppen befaßt:

Ein kleines Kind ist nicht die Miniaturvariante eines Erwachsenen.

Die Kenntnis der alterstypischen Physiologie ist dabei nach unserer Auffassung die entscheidende Voraussetzung für eine sichere Durchführung von Narkosen im Kindesalter. Technische und apparative Besonderheiten treten demgegenüber weit in den Hintergrund.

In einem Referat von 20 min Dauer ist es nun nicht möglich, alle altersspezifischen Unterschiede aufzuzeigen. Da die Besonderheiten im Säuglingsalter am auffälligsten sind, muß hier sicher ein Schwerpunkt liegen, und ein zweiter dann auf den Organsystemen, die den größten Einfluß auf die Narkoseführung nehmen.

Folgende Punkte sollen daher näher besprochen werden:

1. Besonderheiten des respiratorischen Systems,
2. Besonderheiten im Herz-Kreislauf-System,
3. Besonderheiten im Wasser- und Elektrolythaushalt,
4. Besonderheiten in der Temperaturregulation.

Besonderheiten des respiratorischen Systems

Die Besonderheiten des respiratorischen Systems betreffen zunächst einmal die anatomischen Abweichungen vom Erwachsenenalter. Der Kopf kleiner Kinder ist relativ groß und der Hals kurz. Im Mund- und Rachenraum fällt eine relativ große Zunge auf, die in Narkose leicht zurückfallen und die Atemwege verlegen kann. Die Speichelsekretion ist stärker, oft können auch vergrößerte Adenoide oder Tonsillen die Atmung oder Beatmung behindern. Der Kehlkopf liegt weiter vorn, in Höhe des 3.–4. Halswirbels, d.h. um einen Wirbelkörper höher als bei Erwachsenen. Die Epiglottis ist lang und V-förmig, so daß aus diesen Gründen das Einstellen des Kehlkopfeingangs erschwert sein kann. Die engste Stelle des Kehlkopfes selbst liegt in diesen Altersgruppen nicht im Bereich der Stimmbänder, sondern subglottisch in Höhe des Ringknorpels. Dieser subglottische Wulst dichtet bei richtiger Auswahl der Tubusgröße den Tubus ausreichend ab, so daß geblockte Tuben bis zum Alter von 10 Jahren überflüssig, ja sogar nachteilig sind. Durch den Ballondruck auf diesen Schleimhautwulst können nämlich Nekrosen und Narben entstehen, die zu schwerwiegenden Stenosen im subglottischen Bereich führen können.

Die Trachea ist relativ kurz, sie hat bei Neugeborenen von der Stimmritze an gerechnet nur eine Länge von 4 cm und bei Kleinkindern nur eine Länge von rund 5 cm. Die Bronchusabgänge sind gleichwinklig, so daß es in diesen Altersstufen bei zu tiefer Intubation sowohl zu rechts- als auch zu linksseitigen Tubusfehllagen kommen kann. Der knöcherne Thorax ist insgesamt relativ kurz, die Rippen verlaufen horizontal, und die Interkostalmuskulatur ist noch relativ schwach entwickelt. Die Elastizität des Thoraxskeletts ist hoch und führt dazu, daß es bei forcierten Atemzügen leicht nachgibt und dadurch die Atembewegungen in ihrer Effektivität mindert.

Der Hauptatemmuskel ist das Zwerchfell, deshalb kann auch jede Behinderung der Zwerchfellexkursionen zu einer insuffizienten Ventilation führen.

Physiologischerweise sind junge Säuglinge Nasenatmer. Dabei sind die Nasengänge relativ eng, so daß z.B. Irritationen der Nasenschleimhaut schnell zu einem relevanten Atemhindernis werden können. Das gleiche gilt für die tiefer gelegenen Abschnitte von Kehlkopf, Trachea und Bronchialsystem. Selbst wenn man die altersspezifischen Atemstromstärken zugrunde legt, resultiert daraus ein erhöhter Atemwegswiderstand, der dann bei pathologischen Veränderungen sehr rasch die Kompensationsbreite übersteigen kann.

Die Dehnbarkeit der Lunge ist bei kleinen Kindern erniedrigt, am auffälligsten bei Neugeborenen und jungen Säuglingen. Deshalb ist festzuhalten, daß bei kleinen Kindern die Spontanatmung gegen eine erhöhte Resistance bei gleichzeitig erniedrigter Compliance erfolgen muß (Tabelle 1).

Die zentrale Atemregulation wird wie bei Erwachsenen durch biochemische Größen, wie die CO_2- und O_2-Spannung und die H^+-Konzentration reguliert,

Tabelle 1. Anhaltszahlen für die Atemgrößen im Kindesalter

	Neugeborene	Säuglinge	Kleinkinder	Schulkinder
Atemfrequenz [min^{-1}]	40–60	30–60	30–40	12–20
Atemhubvolumen [ml/kgKG]	8–10	8–10	8–10	8–10
Resistance [cm $H_2O/l \cdot s$]	40	20–30	20	1–2
Compliance [ml/cm H_2O]	5	10–20	20–40	100

ebenso ist die Kontrolle durch die üblichen Reflexmechanismen voll entwikkelt. Die alveoläre Ventilation ist 3fach höher als im Erwachsenenalter, die Ursache liegt in dem erhöhten Energieumsatz. Die Reaktion auf Hypoxie hängt stark vom Alter ab. Bei Neugeborenen bewirken hypoxische Gasgemische eine Hyperventilation, die aber zeitlich erheblich kürzer als bei großen Kindern und bei Erwachsenen ausfällt. Besteht zur Hypoxie gleichzeitig noch eine Hypothermie, bleibt die Hyperventilation gleich aus, es kommt sofort zur Apnoe.

Eine unregelmäßige Spontanatmung ist im Neugeborenenalter häufig anzutreffen. Dabei ist eine periodische Atmung, d.h. schnelle Atemzüge mit anschließenden Apnoephasen von 5–10 s Dauer typisch, der pCO_2 liegt während dieser Zeit unter den Normwerten. Mit steigendem pCO_2 setzt die Spontanatmung jedoch wieder ein, typischerweise bleibt die Herzfrequenz während der ganzen Zeit konstant. Apnoephasen von mehr als 20 s Dauer mit sinkendem pO_2 und steigendem pCO_2, verbunden mit einer Bradykardie, können bei Frühgeborenen auftreten und für das Syndrom des plötzlichen Kindestods verantwortlich sein. Durch den Einfluß von Narkose und Operation wird dieser Trend weiter verstärkt. Diese Reaktion kann während des gesamten ersten Lebensjahres auftreten, so daß ehemalige Frühgeborene schon aus diesem Grunde für einen tageschirurgischen Eingriff ausscheiden. Aus denselben Überlegungen erhalten diese Kinder postoperativ bei uns eine engmaschige Überwachung der Spontanatmung, gleichzeitig applizieren wir 10 mg Theophyllin/kg KG/24 h, um die Spontanatmung medikamentös zu stimulieren.

Bei jungen Säuglingen ist die alveoläre Ventilation mit Werten von 100–150 ml/kg KG/min 3fach höher als im Erwachsenenalter, die Hauptursache liegt in dem 3fach höheren Energieumsatz und damit auch O_2-Bedarf. Die Relation der alveolären Ventilation zur funktionellen Residualkapazität beträgt 5:1, im Gegensatz zu Erwachsenen, die Werte von 1,5:1 aufweisen. Aus diesem Grund ist die Pufferfunktion der funktionellen Residualkapazität bei kleinen Kindern erheblich geringer. Deshalb führt auch eine mangelnde O_2-Zufuhr rascher zur Hypoxämie und Hypoxie, auf der anderen Seite liegt hier auch die Hauptursache für die schnellere Anflutung von Inhalationsanästhetika. Das Closing volume ist höher als im Erwachsenenalter. Beide Größen, die funktionelle Residualkapazität und das Closing volume, verändern sich unter dem Einfluß der Narkose. Die funktionelle Residualkapazität nimmt dabei noch weiter ab und das Closing volume steigt an.

Diese anatomischen und physiologischen Besonderheiten führen insgesamt dazu, daß die Kompensationsfähigkeit bei Störungen der Atemfunktion um so geringer ist, je jünger die Kinder sind. Dieser Trend wird durch die Narkose noch weiter verstärkt. Deshalb sollte auch die Indikation zur Intubation und zur Beatmung bei jungen Kindern großzügig gestellt werden, damit nicht durch eine insuffiziente Ausstattung und Narkosetechnik die Kompensationsbreite der Atmung noch weiter eingeschränkt wird.

Besonderheiten im Herz-Kreislauf-System

In der Fetalzeit gehen nur 8% der gesamten Blutmenge durch die Lunge, weil aufgrund des hohen Widerstandes in den Lungengefäßen das Blut über das offene Foramen ovale und den Ductus arteriosus an der Lunge vorbeifließt. Das arterialisierte Blut aus der Plazenta umgeht die Leber über den Ductus venosus und fließt direkt in die V. cava inferior. Von dort strömt es weiter in den rechten Vorhof, dann durch das Foramen ovale in den linken Vorhof, in die linke Kammer und von dort in die obere Körperregion und in den Kopf. Der Rückfluß erfolgt über die V. cava superior, den rechten Vorhof, den rechten Ventrikel und dann über den Ductus arteriosus in die Aorta descendens zur unteren Körperhälfte. Gleich nach der Geburt kommt es zu rapiden Veränderungen. Durch die Dekompression des Thorax bei Austritt aus dem Geburtskanal und die ersten Atembewegungen sinkt der Widerstand in den Lungengefäßen. Zusätzlich sinkt der pulmonale Gefäßwiderstand durch den steigenden pO_2 und den abfallenden pCO_2 weiter deutlich ab und führt damit zu einer pulmonalen Vasodilatation. Dadurch fällt der Druck im rechten Vorhof, durch den Blutstrom aus der Lunge steigt der Druck im linken Vorhof, als Folge davon kommt es zum funktionellen Verschluß des Foramen ovale.

Im Ductus arteriosus erfolgt durch den fallenden Druck im Lungengefäßbett und durch den steigenden Druck in der Aorta eine Shuntumkehr, es fließt nun O_2-reiches Blut durch den Ductus. Die glatte Gefäßmuskulatur kontrahiert sich als Folge des höheren pO_2-Gehalts im arteriellen Blut, der Ductus arteriosus verschließt sich ebenfalls funktionell. Bradykinin und Prostaglandine sollen bei diesem Vorgang ebenfalls eine Rolle spielen.

In der Neugeborenenzeit sind dies jedoch nur funktionelle Verschlüsse. Druckerhöhungen im kleinen Kreislauf als Folge von Hypoxämie und/oder Azidose können jederzeit zu einem Wiedereröffnen der fetalen Shunts führen und einen Rückfall in die fetale Zirkulation zur Folge haben.

Deshalb müssen gerade bei Neugeborenen, auch in der Narkose, Hypoxämie und Azidose auf jeden Fall vermieden werden. Ein Wiedereröffnen der fetalen Shunts führt zu einem Circulus vitiosus, in dem sich dann Hypoxämie, Hypoxie und Azidose selbst unterhalten.

Bei Neugeborenen und jungen Säuglingen dominiert noch vorübergehend der rechte Ventrikel sowohl in der Größe als auch in der Wandstärke. Aufgrund des Druckunterschiedes im großen und kleinen Kreislauf gleicht sich dieser Unterschied aber nach wenigen Wochen aus, der linke Ventrikel nimmt an Größe und Muskelmasse zu. Das Herz von jungen Kindern ist relativ groß und liegt in schräger Position im Thorax. In aller Regel kann man bei Kindern von einem gesunden Myokard ausgehen, das gilt auch für einen großen Teil der angeborenen Herzvitien im kompensierten Zustand. Das Schlagvolumen ist bei kleinen Kindern relativ konstant, eine Variation des Herzzeitvolumens erfolgt im wesentlichen über eine Frequenzänderung. Dadurch sind einer Steigerung des Herzzeitvolumens engere Grenzen gesetzt als bei großen Kindern oder bei Erwachsenen. Ein Verlust von 25% des zirkulierenden Blutvolumens führt beim Neugeborenen zu einem 50%igen Abfall des Herzzeitvolumens und des Blutdrucks, bei Transfusion des Volumendefizits normalisiert sich der Blutdruck rasch. Das bedeutet, daß der Blutdruck gerade in diesen Altersstufen ein idealer Parameter zur Volumensubstitution in der Narkose ist.

Das zirkulierende Blutvolumen kann für alle Altersstufen einheitlich mit 80–100 ml/kg KG angesetzt werden. Der Blutdruck kann heute in allen Altersstufen gemessen werden, die Werte liegen dabei für kleine Kinder deutlich tiefer als bei großen Kindern und Erwachsenen. Die Normgrößen sind in aller Regel an wachen Kindern erstellt worden, so daß in Narkose tiefere Werte tolerabel sind. Mit Ausnahme von Frühgeborenen sollte jedoch ein mittlerer arterieller Druck von 50 mm Hg nicht unterschritten werden (Tabellen 2 und 3, Abb. 1).

Tabelle 2. Normwerte der durchschnittlichen Pulsfrequenz (pro Minute) bei Kindern in Abhängigkeit vom Alter (wache Kinder)

Alter	Unterer Grenzwert	Mittelwert	Oberer Grenzwert
Neugeborene	70	120	170
1–12 Monate	80	120	160
2 Jahre	80	110	130
4 Jahre	80	100	120
6 Jahre	75	100	115
8 Jahre	70	90	110
10 Jahre	70	90	110

Tabelle 3. Durchschnittliche Blutdruckwerte in Abhängigkeit vom Alter (wache Kinder)

Alter	Systolisch [mm Hg]	Diastolisch [mm Hg]
Neugeborenes	75–85	40–50
2 Wochen bis 4 Jahre	85	60
6 Jahre	90	60
8 Jahre	95	62
10 Jahre	100	65
15 Jahre	115	72

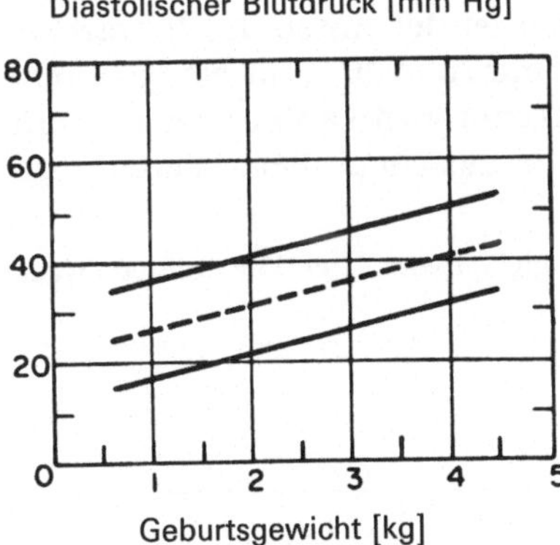

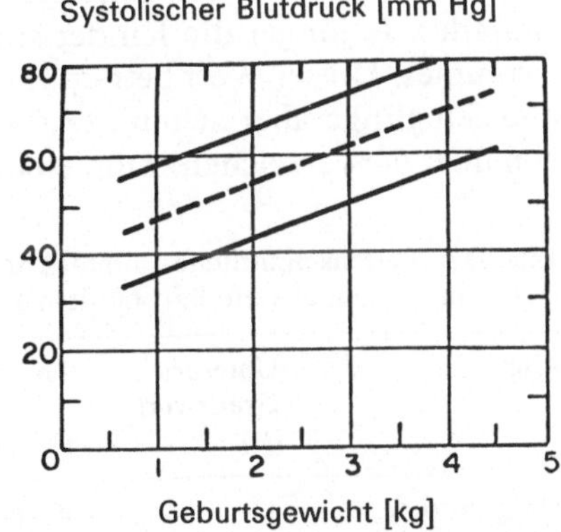

Abb. 1. Anhaltswerte für den Blutdruck bei Frühgeborenen. [Nach Versmold HT et al. (1981) Aortic blood pressure during the first 12 hours of life in infants with birth weight 610 to 4220 grams. Pediatrics 67:5]

Aufgrund des hohen O_2-Bedarfs, der niedrigen funktionellen Residualkapazität und des relativ hohen Closing volume kann sich bei jungen Säuglingen im Rahmen einer insuffizienten O_2-Zufuhr rasch eine Hypoxämie und eine Hypoxie entwickeln. Von kardialer Seite hat das, anders als bei Erwachsenen, nicht eine Tachykardie, sondern eine Bradykardie zur Folge. Deshalb ist in diesen Altersstufen bei einer Bradykardie immer zuerst an eine Hypoxie zu denken.

Die Hämatokritwerte (Tabelle 4) variieren altersabhängig. Je höher der Anteil des fetalen Hämoglobins, desto höher liegt der Hämoglobin- oder Hämatokritwert. Die Ursache dafür ist die linksverschobene Dissoziationskurve des fetalen Hämoglobins. Sie bindet zwar leichter Sauerstoff, der P_{50}-Wert liegt bei Neugeborenen um 24 mm Hg, die O_2-Abgabe an das Gewebe ist jedoch erschwert. Vereinfacht ausgedrückt hat das zur Folge, daß für die gleiche O_2-Versorgung des Gewebes mehr Hämoglobin benötigt wird.

Mit Abnahme des fetalen Hämoglobins und Anstieg des adulten Hämoglobinanteils in den ersten Lebenswochen verändert sich auch die Hämoglobindissoziationskurve. Im Alter von 3 Monaten liegt der P_{50} bei 30 mm Hg, die O_2-Dissoziationskurve ist damit im Vergleich zum Erwachsenen nach rechts verschoben. Die physiologische Trimenonanämie wird dabei voll durch die rechtsverschobene O_2-Dissoziationskurve kompensiert. Die enge Verbindung zwischen den altersabhängigen Normwerten für Hämoglobin und Hämatokrit und der O_2-Transportkapazität schlägt sich direkt in den erforderlichen Mindestwerten nieder. Im ersten Lebensjahr zeigen sich hierbei deutliche Unterschiede, die unteren tolerablen Grenzwerte variieren rasch und müssen in jedem Fall beachtet werden.

Besonderheiten im Wasser- und Elektrolythaushalt

Der Flüssigkeitsanteil am Gesamtorganismus ist bei kleinen Kindern mit 70–75% höher als bei Erwachsenen, die einen Wert von rund 60% aufweisen, die Werte für die Perspiratio insensibilis sind bei kleinen Kindern ebenfalls erhöht. Am auffälligsten ist der Unterschied in der Relation der Flüssigkeitsräume zueinander. Je jünger die Kinder sind, desto höher ist der Anteil des Extrazellulärraumes. Dieser Wert beträgt für Erwachsene nur rund 20%, für Neugeborene und Säuglinge aber schon etwa 40%, bei Frühgeborenen kann er sogar Werte von über 60% erreichen. Zum einen ergibt sich daraus ein größeres Verteilungs-

Tabelle 4. Durchschnittliche Hämatokritwerte in Abhängigkeit vom Alter. Die unteren Grenzwerte sind Minimalwerte bei stabilem Kreislauf

Alter	Unterer Grenzwert [%]	Normbereich [%]
Neugeborene	43	43–66
2. Lebenswoche	42	42–66
3. Lebensmonat	30	31–41
Ältere Kinder	30	34–42

volumen, z. B. für Medikamente. Zum anderen hat die Niere einen größeren Extrazellulärraum zu kontrollieren und zu regulieren. Die Niere selbst hat dabei in den ersten 2 Lebensjahren eine vor allen Dingen quantitativ eingeschränkte Leistungsbreite. Die glomeruläre Filtration erreicht erst im Alter von 12–14 Monaten die Erwachsenennorm, eine volle tubuläre Funktion wird erst im Alter von 2 Jahren erreicht. Eine zu geringe, aber auch eine zu hohe Zufuhr führt daher relativ rasch zur Dekompensation im Wasser- und Elektrolythaushalt, und das um so früher, je jünger die Kinder sind.

Für die Flüssigkeitszufuhr (Tabelle 5) läßt sich feststellen, daß aufgrund der eingeschränkten Leistungsbreite mehr freies Wasser für die Ausscheidung der harnpflichtigen Substanzen benötigt wird. Durch den höheren Grundumsatz fallen jedoch bei diesen Altersstufen mehr harnpflichtige Substanzen an, so daß aus beiden Gründen der Flüssigkeitsbedarf höher als im Erwachsenenalter sein muß.

Der Elektrolytbedarf (Tabelle 6), vor allen Dingen jedoch der Natriumbedarf, liegt bei diesen kleinen Kindern ebenfalls höher. Bis zu 2% des filtrierten Natriums werden bei Neugeborenen nicht rückresorbiert, bei Frühgeborenen kann der Anteil noch höher liegen. Natriumdefizite führen daher auf der einen Seite rasch zu Problemen im Extrazellulärraum, d. h. zu Kreislaufproblemen. Eine überhöhte Natriumzufuhr auf der anderen Seite kann bald die Eliminationskapazität übersteigen, so daß deshalb die vorgegebenen altersabhängigen Daten eingehalten werden sollten.

Durch Narkose und Operation kommen noch weitere Besonderheiten hinzu. Flüssigkeitsdefizite durch Nüchternzeiten, streßinduzierte Adiuretin- und Al-

Tabelle 5. Dosierung von Wasser pro kg Körpergewicht und Tag

	[ml]
1. Lebenstag	50– 70
2. Lebenstag	70– 90
3. Lebenstag	80–100
4. Lebenstag	100–120
5. Lebenstag	100–130
1. Lebensjahr	100–140
2. Lebensjahr	80–120
3.– 5. Lebensjahr	80–100
6.–10. Lebensjahr	60– 80
10.–14. Lebensjahr	50– 70

Tabelle 6. Dosierung von Elektrolyten pro kg Körpergewicht und Tag

	[mmol]
Natrium	3 –5
Kalium	1 –3
Kalzium	0,1–1
Magnesium	0,1–0,7
Chlorid	3 –5
Phosphat	0,5–1

dosteronanstiege führen zu einer Wasser- und Natriumretention. Hinzu kommen noch Flüssigkeitsverluste durch die Beatmung mit trockenen Narkosegasen bei Verwendung von halboffenen Systemen, die Sequestrierung von isotoner Flüssigkeit, mögliche Magensaftverluste und viele andere Faktoren mehr. Um die präoperativen Flüssigkeitsdefizite und die intraoperativen Verluste zu kompensieren, muß die intraoperative Zufuhr über der Altersnorm liegen. Die Natriumzufuhr sollte ebenfalls höher als normal sein, um eine Hypotonie im Extrazellulärraum zu vermeiden.

Folgende Dosierungen kommen während der Operation in Frage (Natriumgehalt 70–100 mmol/l):

1.– 5. Lebensjahr 6–10 ml/kg KG/h,
6.–10. Lebensjahr 4– 8 ml/kg KG/h,
10.–14. Lebensjahr 2– 6 ml/kg KG/h.

Für periphere Eingriffe wird die niedrige Dosierung gewählt, für Operationen im Thoraxbereich die mittlere, für abdominelle Eingriffe die mittlere bis hohe Dosierung.

Postoperativ bleibt über kurze Zeit der Trend zur Wasserretention bestehen, daher sollte sich in dieser Zeit die Flüssigkeitszufuhr an den unteren und die Natriumzufuhr an den oberen Werten der Empfehlungen orientieren.

Besonderheiten in der Temperaturregulation

Kleine Kinder, vor allen Dingen junge Säuglinge und Neugeborene, neigen bei zu kühler Umgebung rasch zur Hypothermie. Die Wärmeproduktion durch Muskelzittern entfällt, es bleibt nur die Thermogenese über eine Steigerung des Stoffwechsels. Als Energiereserve dient das gespeicherte Glykogen und das Fettgewebe. Als Folge davon besteht immer die Gefahr eines raschen Glykogenverbrauchs mit Hypoglykämie und durch die verstärkte Lipolyse ein vermehrter Anfall von Ketonkörpern, d.h. die Tendenz zu einer metabolischen Azidose. Gleichzeitig steigt durch den erhöhten Stoffwechselumsatz der O_2-Verbrauch. Hypothermie und Hypoglykämie führen typischerweise bei jungen Säuglingen zu einer Hypoventilation. Da gleichzeitig als Folge des erhöhten Stoffwechselumsatzes ein erhöhter O_2-Bedarf besteht, kann sich relativ rasch eine Hypoxämie und Hypoxie entwickeln. Während der Narkose, und hierzu liegen entsprechende Untersuchungen für Halothannarkosen vor, sinkt der O_2-Verbrauch bei hypothermen Kindern nicht, sondern er erhöht sich auf das 2fache des Ausgangswertes. Daraus ergibt sich ganz klar, daß auch in der Narkose die Erhaltung einer normalen Körpertemperatur einen hohen Stellenwert hat. Das gilt erst recht für die Ausleitungsphase, weil ausgekühlte Kinder schlecht atmen, und das in Situationen, wo der O_2-Bedarf durch die Hypothermie gesteigert ist. Besteht gleichzeitig noch als Folge der Hypothermie eine Hypoglykämie, wird der Trend zur Hypoventilation mit nachfolgender Hypoxämie und Hypoxie noch weiter verstärkt. Als Schlußfolgerung daraus ergibt sich die praktische Konsequenz, daß ausgekühlte Kinder am Ende der Operation nicht extubiert werden sollten, sondern bis zur Wiederherstellung einer normalen Körpertemperatur weiter beatmet werden müssen.

Die Besonderheiten in der Regulation von Atmung, Herz-Kreislauf-System, Wasser-Elektrolyt-Haushalt und Temperatur sind bei weitem nicht alle Größen, die das Kindesalter vom Erwachsenen unterscheiden. Für die Durchführung von Narkosen sind sie aber entscheidende Punkte, die bei Kindern beachtet werden müssen. An Hand dieser ausgewählten Beispiele ist hoffentlich deutlich geworden, warum Kinder nicht als Normvarianten von Erwachsenen behandelt werden dürfen. Ich hoffe, es ist ebenfalls klar herausgekommen, warum die Kenntnis der altersspezifischen Physiologie *die* entscheidende Voraussetzung für die sichere Durchführung von Narkosen im Kindesalter ist.

Pharmakokinetik im Kindes- und Säuglingsalter

G. Heinemeyer

Einleitung

Die Arzneitherapie im Kindesalter, besonders bei Säuglingen und Frühgeborenen, unterscheidet sich wesentlich von der bei Erwachsenen. Während der ersten Lebensmonate sind viele Organsysteme und deren Funktionen unzureichend entwickelt. Dies führt zu Veränderungen der Pharmakokinetik und damit auch der Wirkung, da diese im wesentlichen durch die Konzentration am Wirkort bestimmt ist. In vielen Fällen korreliert dies eng mit der Konzentration im Blut. Erkenntnisse über Veränderungen der Pharmakokinetik ermöglichen es daher, Vorhersagen über Dosierungen zu machen.

Pharmakokinetische Grundlagen

Die Konzentration eines Arzneimittels im Blut wird durch Resorption, Verteilung und Elimination bestimmt, die durch verschiedene Einflußgrößen verändert werden können:

1. Resorption
   - Applikations- und Zubereitungsform (Galenik)
   - Magen-Darm-Motilität
2. Verteilung
   - Chemische und physikalische Eigenschaften
   - Plasmaeiweißbindung
   - Intra- und Extrazellulärvolumen
3. Elimination
   - Nierenfunktion
   - Leberfunktion
     - Oxidativer Arzneimittelstoffwechsel
     - Kopplungsreaktionen (Glukuronidierung, Acetylierung etc.)
   - Plasmaeiweißbindung

Resorption

Bei Säuglingen ist die enterale Resorptionsgeschwindigkeit von z. B. Digoxin, Phenobarbital und Sulfonamiden verringert [11]. Die Resorption wird darüber hinaus durch die Magen-Darm-Motilität verändert. Pharmaka wie Atropin,

Pirenzepin (Gastrozepin), Metoclopramid (Paspertin), Propanthelin (Corrigast) oder Opiatanalgetika sowie Erkrankungen, z. B. Glutenenteropathie und akute Durchfallerkrankungen, spielen hierbei eine wichtige Rolle.

Am sichersten ist die Arzneimittelaufnahme nach intravenöser Verabreichung. Auch nach intramuskulärer Gabe ist mit weitgehend vollständiger Resorption zu rechnen. Die unsicherste Form der Applikation ist die rektale. Kanto et al. [12] fanden eine extreme Varianz der Plasmaspiegel von Pentobarbital (Nembutal) wie auch der Summe von Diazepam (Valium) und seinem Hauptmetaboliten N-Desmethyldiazepam nach rektaler Verabreichung als Prämedikation.

Verteilung

Altersabhängigkeit der Flüssigkeitsräume. Die Verteilungsphase beschreibt den Übergang eines Pharmakons aus dem zentralen (Blut) in das periphere Kompartiment, welches vorwiegend durch die Extrazellulärflüssigkeit repräsentiert wird. Tabelle 1 gibt die Anteile von Gesamtkörperwasser, Intra- und Extrazellulärflüssigkeit bei Kindern unterschiedlichen Alters an. Die stärksten Veränderungen ergeben sich während des ersten Lebensjahres. Das Gesamtkörperwasser (GKW) sinkt von ca. 80% auf 60% des Körpergewichtes. Diese Veränderung geht einher mit einer Verringerung der Extrazellulärflüssigkeit (EZF), die von 45% auf etwa 20% des Körpergewichtes abfällt. Die Intrazellulärflüssigkeit (IZF) ist mit Werten zwischen 30 und 40% des Körpergewichtes relativ konstant. Veränderungen im Wasserhaushalt haben also primär Auswirkungen auf das Extrazellulärvolumen, das eine Pufferfunktion zwischen Intravasalraum und Intrazellulärvolumen hat. Bei massiven Infusionen wird v. a. das Extrazellulärvolumen größer, während Exsikkose zu dessen Verringerung führt.

Bedeutung der Plasmaeiweißbindung. In diesem Zusammenhang ist die Höhe der Plasmaeiweißbindung von klinischer Bedeutung: Nur der freie Anteil des Pharmakons kann biologische Barrieren durchdringen. Dieser freie, nicht an Eiweiß gebundene Anteil ist für die Wirkung verantwortlich.

Wie in Tabelle 2 dargestellt ist, ergeben sich altersabhängige Unterschiede in der Plasmaeiweißbindung. Folgende Gründe sind hierfür verantwortlich:

Tabelle 1. Veränderung der Flüssigkeitsräume in Abhängigkeit vom Lebensalter (Angaben in % des Körpergewichtes). (Nach [6])

Alter	0	3	6	9	3	7	15	Erwachsene
		Monate				Jahre		
GKW	80	70	65	60	65	60	58	55–60
IZF	35	40	35	32	37	40	38	35–40
EZF	45	30	30	28	28	20	20	15–20

Tabelle 2. Zusammenhang zwischen Plasmaeiweißbindung und Verteilungsvolumen in Abhängigkeit vom Lebensalter. (Nach [17, 18])

	Plasmaeiweißbindung [%]		Verteilungsvolumen [l/kg KG]	
	Neugeborene	Erwachsene	Neugeborene	Erwachsene
Ampizillin	7,6–12	19–24	0,47	0,22
Lidocain	ca 25	55–65	1,4–4,9	0,2–1,0
Phenytoin	75–84	82–92	1,2–1,4	2,2–2,6
Bupivacain	50–70	85–95	?	0,8–1,6
Phenylbutazon	85–90	96–98	0,2–0,3	0,1–0,2
Phenobarbital	28–36	45–50	0,6–1,6	0,5–0,6
Diazepam	84	94–98	1,4–1,8	2,2–2,6

1. eine verringerte Eiweißkonzentration bei Säuglingen,
2. Persistenz von fetalem Albumin in der postpartalen Phase, welches eine geringere Affinität aufweist, und
3. Kompetition mit freien Fettsäuren und nichtkonjugiertem Bilirubin sowie
4. ein niedriger pH-Wert im Blut [17].

Die Verteilung des gebundenen Anteils erfolgt im Extrazellulärraum, während das ungebundene Pharmakon auch andere Verteilungsräume einnehmen kann. Daraus folgt, daß bei Abnahme der Plasmaeiweißbindung des Verteilungsvolumen zunimmt (Tabelle 2). Solche Unterschiede werden bei hoher Bindung (Diazepam) kleiner. Kumulieren Stoffe aufgrund ihrer physikalischen und chemischen Eigenschaften selektiv in Geweben (sog. tiefes Kompartiment), z. B. bei hoher Lipophilität im Fettgewebe, so nimmt die Bedeutung der Plasmaeiweißbindung ab.

Das Verteilungsvolumen hat somit eine große Bedeutung für die Festsetzung der zu verabreichenden Dosis eines Arzneimittels. Bei einem großen Verteilungsvolumen ist diese entsprechend höher anzusetzen. Daher ist die Dosierung bezogen auf das Körpergewicht bei Kindern wenig verläßlich. Zuverlässiger ist es, sie auf die Extrazellulärflüssigkeit zu beziehen, deren Größe eng mit der Körperoberfläche korreliert. Hierauf basieren auch die meisten bekannten Dosierungsvorschriften in der Literatur.

Elimination

Arzneimittel werden in der Regel durch die Nieren und die Leber eliminiert. Voraussetzung zur renalen Elimination ist die Eigenschaft eines Stoffes, aufgrund seiner Größe bzw. der Wasserlöslichkeit und Ionisation glomerulär filtriert bzw. tubulär sezerniert zu werden. Auch hier spielt die Plasmaeiweißbindung eine große Rolle. Nur die freien, nichtgebundenen Stoffe können den Organismus direkt über die Nieren verlassen. Arzneimittel, die weniger gut wasserlöslich sind, unterliegen einer tubulären Rückresorption und müssen in der Leber metabolisiert bzw. an Glukuronsäure gekoppelt oder acetyliert werden.

Tabelle 3. Reifung der für die Arzneimittelelimination wichtigen Nieren- bzw. Leberfunktionen

Niere	
Glomeruläre Filtration	30 Tage
Tubuläre Sekretion	6 Monate
Leber	
Oxidation	Wochen bis Monate
Acetylierung	1 Monat
Glukuronidierung	2 Monate

Hierdurch entstehen wasserlösliche Produkte. Nieren- wie auch Leberfunktion sind beim Frühgeborenen und beim Neugeborenen unreif.

Reifung der Nierenfunktion. Tabelle 3 zeigt die Dauer der Reifung der für die Elimination von Arzneimitteln wichtigsten Nieren- und Leberfunktionen. Die glomeruläre Filtration reift innerhalb der ersten 30 Lebenstage. In dieser Zeit ist damit zu rechnen, daß vorwiegend glomerulär filtrierte Arzneimittel verzögert eliminiert werden. Die Clearance von Digoxin ist daher bei jungen Säuglingen deutlich reduziert, ohne daß die Kreatininclearance eingeschränkt ist [10]. Ähnliches gilt für die Elimination von Aminoglykosiden [5] sowie von Vancomycin [21].

Erheblich länger dauert die Reifung der tubulären Sekretion, die v.a. für die Ausscheidung von Penizillinen von Bedeutung ist. Die Halbwertzeit von Mezocillin [23] wie Azlocillin [24] ist bei Frühgeborenen deutlich verlängert. Erst nach 3 Lebensmonaten wird eine gleiche Elimination wie im Erwachsenenalter gefunden.

Reifung der Metabolisierungsschritte in der Leber. Eine große Bedeutung für die Elimination von Arzneimitteln kommt der Metabolisierung und Kopplung in der Leber zu. Die Reifung des oxidativen Arzneimittelstoffwechsels ist durch mehrere Beispiele dokumentiert. Theophyllin ist hiervon besonders ausführlich untersucht worden, da diesem Stoff eine breite therapeutische Bedeutung sowohl beim Frühgeborenen wie auch bei Kindern und Erwachsenen zukommt. Beim Frühgeborenen wird Theophyllin zu 98% renal eliminiert, 2–10% werden durch eine Methylierungsreaktion in Koffein umgewandelt. Die Arzneimitteloxidation ist also beim Frühgeborenen noch nicht wesentlich entwikkelt. Bei diesen Kindern findet man eine stark verlängerte Halbwertzeit, die sich auch in einer entsprechend niedrigen Clearance ausdrückt [1]. Beim Kleinkind liegen andere Verhältnisse vor. Hier spielt die renale Elimination eine untergeordnete Rolle, Koffein wird nicht mehr gebildet, die 3 wichtigsten Metaboliten sind 1-Methylharnsäure (24%), 3-Methylxanthin (16%) und 1,3-Dimethylharnsäure (53%). Der oxidative Metabolismus steht also beim Säugling und Kleinkind im Gegensatz zum Frühgeborenen im Vordergrund.

Dementsprechend unterschiedlich verhält sich auch die Clearance: Während Frühgeborene und Säuglinge Theophyllin sehr langsam eliminieren, erreicht die Clearance bei Kindern im Alter von 4 Jahren einen Maximalwert. Mit steigendem Lebensalter sinkt der Clearancewert deutlich ab [1]. Diese altersabhängige Entwicklung zeigt die Komplexität der Zusammenhänge zwischen Alter und Disposition von Arzneimitteln deutlich auf. Zusammenhänge, wie sie für das Theophyllin gut dokumentiert sind, scheinen auch für andere Pharmaka zuzutreffen. Ähnlich liegen die Verhältnisse beim Diazepam, welches aufgrund der hohen Lipophilität nicht über die Nieren ausgeschieden werden kann. Beim Frühgeborenen wird in geringem Ausmaß N-Desmethyldiazepam gebildet, beim reifen Neugeborenen findet man bei einer höheren Demethylierungskapazität auch Methyloxazepam. Erst bei älteren Kleinkindern liegt ein dem Erwachsenen ähnliches Metabolisierungsmuster vor [15].

Diese Daten zeigen, daß die Reifung des oxidativen Arzneimittelstoffwechsels einem Prozeß von längerer Dauer unterliegt, die individuell sehr unterschiedlich sein kann.

Eindeutiger verhält sich die Reifung der Kopplungsreaktionen (Tabelle 3). Die Acetylierungsfunktion ist bereits nach etwa 3 Wochen voll ausgeprägt. Zu den Pharmaka, die einer Acetylierungsreaktion unterliegen, zählen INH (Neoteben), Dihydralazin (Nepresol) oder Sulfonamide.

Die Glukuronidierungsreaktion reift im Gegensatz zur Acetylierung langsamer. Erst nach etwa 2 Monaten ist die Kopplung an Glukuronsäure voll ausgebildet. Ein weiteres Beispiel für die Altersabhängigkeit dieser Kopplungsreaktion ist das Paracetamol (Tabelle 3): Neugeborene scheiden etwa 20% der Dosis als Glukuronid aus, während 50% an Sulfat gebunden im Harn erscheinen. Die Reifung der Glukuronidierungsfunktion zeigt sich durch den zunehmenden Anteil der Paracetamolglukuronide, die beim Kleinkind 50% und beim älteren Kind 80% der Kopplungsprodukte ausmachen [16].

Zu den kritischen Medikamenten, die einer Glukuronidierung unterliegen, gehören u. a. einige Benzodiazepine wie Lormetazepam (Noctamid) und Oxazepam (Adumbran), dessen Halbwertszeit bei Neugeborenen im Vergleich zu Erwachsenen mit 22 h [22] deutlich verlängert ist.

Esterasen. Diese Enzyme sind wichtig für den Abbau einiger in der Anästhesie häufig verwendeter Medikamente wie Succinylcholin oder Etomidat (Hypnomidate). Die Aktivität der Acetylcholinesterase wie auch der Pseudocholinesterase reift im Ablauf des ersten Lebensjahres. Für das Procain konnte eine verringerte Hydrolyseaktivität gezeigt werden [18]. Dies steht jedoch im Widerspruch zu der schnelleren Elimination von Succinylcholin bei Kindern [3], bei denen höhere Dosierungen angewendet werden müssen und bei denen auch eine kürzere Wirkungsdauer vorliegt. Die Aktivität der Plasmaesterasen scheint also für die Wirkung von Succinylcholin keine bedeutende Rolle zu spielen.

Bedeutung der Plasmaeiweißbindung für die Elimination. Wie oben erwähnt, ist der Durchtritt von Pharmaka durch Membranen nur dem freien, ungebundenen Stoff möglich. Glomeruläre Filtration wie auch Arzneimittelmetabolismus hängen also direkt von der Plasmaeiweißbindung ab. Ein vergrößertes Verteilungsvolumen und eine beschleunigte Elimination bei verringerter Plasmaeiweißbindung addieren sich also, woraus insgesamt eine erhöhte totale Plasmaclearance resultiert. Klotz [14] zeigte den engen Zusammenhang zwischen der totalen Plasmaclearance und der Plasmaeiweißbindung von Diazepam.

Bedeutung der Leberdurchblutung für die Elimination. Die Metabolisierung einiger Arzneimittel wird durch die Leberdurchblutung limitiert. Es handelt sich hierbei um Stoffe, die sehr schnell und mit einer hohen Aktivität umgesetzt werden, so daß eine Beeinträchtigung des Metabolismus nur dann eine Rolle spielt, wenn aufgrund einer geringen Leberdurchblutung die Arzneimittel nicht oder nur in verringertem Maße in die Leber gelangen. Diese Stoffe weisen in der Regel einen hohen First-pass-Effekt und kurze Halbwertszeiten auf. Die Clearance von z. B. Lidocain wird hauptsächlich durch den Leberblutfluß limitiert, die von Mepivacain jedoch nicht. Die Tatsache, daß die totale Plasmaclearance von Lidocain bei Kindern, die von Mepivacain jedoch deutlich reduziert war, läßt vermuten, daß bei Kindern die Leberdurchblutung nicht wesentlich eingeschränkt ist [19].

Abweichungen zwischen Pharmakokinetik und -dynamik

Für die meisten in der Anästhesie verwendeten Arzneimittel kann eine weitgehende Parallelität zwischen ihrer Wirkung (Pharmakodynamik) und ihrer Kinetik angenommen werden. Altersabhängige Unterschiede in der Dynamik, die über die Veränderung der Kinetik hinausgehen, müssen daher durch altersbedingte Veränderungen im Wirkungsmechanismus begründet sein. Die Literatur gibt hierüber wenig Auskunft.

Ein interessantes Beispiel stellt jedoch das Digoxin dar: Bei einer im Mittelwert gleichen Dosis bei Kindern unterschiedlichen Lebensalters wurde bei Neugeborenen ein signifikant höherer Plasmaspiegel (~ 3,4 ng/ml) gefunden [10]. Diese Erhöhung ist durch eine verringerte Clearance im Steady state aufgrund der eingeschränkten Nierenfunktion (s. oben) zu erklären.

Bei diesen Konzentrationen treten bei Erwachsenen deutliche Nebenwirkungen auf, bei Neugeborenen jedoch sehr selten. Im Herzmuskel wie im Erythrozyten reichert sich Digoxin sogar stärker an als beim Erwachsenen. Diese Befunde können nicht nur durch pharmakokinetische Veränderungen erklärt werden. Es könnte auch eine im Neugeborenenalter verringerte Empfindlichkeit der ATPase gegenüber Digoxin verantwortlich sein [8, 13].

Eine erhöhte Empfindlichkeit scheint gegenüber dem d-Tubocurarin bei sehr jungen Neugeborenen (10 Tage) vorzuliegen [3]. In ähnlicher Weise wurde eine 5fach stärkere Wirkung für Pancuronium bei Kindern gezeigt [3].

Dosierungsvorschriften für Kinder

Aus den Ausführungen ergibt sich die praktische Frage nach der Dosierung bei Kindern. Die zu verabreichende Dosis hat sich an der Clearance des Arzneimittels zu orientieren.

Dosis und Clearance stehen in folgender Beziehung zueinander:

$$\text{Clearance}_{\text{tot}} = \text{Verteilungsvolumen} \cdot \frac{\ln 2}{T_{1/2}}.$$

Das Verteilungsvolumen verhält sich zur Dosis und Konzentration wie folgt:

$$\text{Vd} \approx \frac{\text{Dosis}}{\text{Konzentration}}$$

Bei Säuglingen steht das große Verteilungsvolumen bei geringer Eliminationskapazität im Vordergrund. Bei älteren Kindern ist das Verteilungsvolumen kleiner, aber immer noch größer als bei Erwachsenen. Die Elimination verläuft bei solchen Kindern häufig schneller als im höheren Lebensalter.

Bei der Festsetzung der Dosis sind diese Faktoren im wesentlichen zu berücksichtigen. Dabei ist zu unterscheiden, ob das Arzneimittel einmal oder mehrfach gegeben werden soll. Bei Einfachdosierung ist primär das Verteilungsvolumen zu berücksichtigen, das, wie oben ausgeführt, überwiegend durch das Extrazellulärvolumen repräsentiert wird.

Die Extrazellulärflüssigkeit (EZF) steht mit dem Körpergewicht (KG) in folgender Beziehung: $\text{EZF} = 0{,}479 \cdot \text{KG}^{0{,}72}$. Es liegt also eine nichtlineare Beziehung vor, die für die klinische Handhabung wenig praktikabel erscheint. Eine bessere Beziehung besteht zwischen EZF und Körperoberfläche (KOF): $\text{EZF} = 6{,}04 \cdot \text{KOF}^{0{,}998}$ [7]. Die Dosierung nach der Körperoberfläche hat sich bei Kindern in der klinischen Praxis bewährt. So muß Succinylcholin bei Säuglingen deutlich höher dosiert werden als beim älteren Kind und Erwachsenen [4]. Tabelle 4 gibt die relativen Dosierungen bei Kindern in Abhängigkeit vom Lebensalter wieder. Die Veränderungen in der Elimination sind hierbei nicht berücksichtigt. Bei eingeschränkter Elimination ist daher mit einer verlängerten Wirkung zu rechnen. Dies ist besonders bei sehr kleinen Kindern der Fall. Bei Wiederholungsdosierungen ist daher im Vergleich zu Erwachsenen die Dosis zu verkleinern bzw. das Dosisintervall zu verlängern. Dies trifft für ältere Kinder nicht zu: Da die Elimination hier häufig beschleunigt ist, muß auch eine

Tabelle 4. Dosierungsschema in Anlehnung an die Körperoberfläche (relative Vergleichszahlen zum Erwachsenen). (Nach [7])

Alter	Oberfläche	Teil der Erwachsenendosis
2 Monate	2,0	1/6
6 Monate	1,8	1/5
1 Jahr	1,6	1/4
3 Jahre	1,6	1/3
7 Jahre	1,4	1/2
12 Jahre	1,2	2/3
Erwachsener	1,0	1

Wiederholungsdosis höher sein als bei Säuglingen, oder das Dosisintervall sollte verringert werden. Am Beispiel des Phenobarbitals [10] konnte gezeigt werden, daß im Steady state, also bei Dauertherapie, die Clearance bei Kleinkindern hoch ist und mit zunehmendem Lebensalter abnimmt. Im Alter von 15 Jahren ist der Clearancewert erreicht, der auch bei Erwachsenen gefunden wird. Auch für das Phenytoin [2] besteht eine derartige Beziehung. Die Unreife der Elimination ist also im wesentlichen nur bei Früh- und Neugeborenen so stark ausgeprägt, daß sie für die Dosierung eine wesentliche Rolle spielt. Daher ist bei diesen Kindern sorgfältig und individuell vorzugehen.

Zusammenfassung

Die Disposition von Arzneimitteln unterscheidet sich bei Kindern aufgrund der veränderten Kinetik im Vergleich zu Erwachsenen. Besonders ausgeprägte Veränderungen werden bei Frühgeborenen und Neugeborenen bis zum 2. Lebensmonat gefunden. Die Resorption einiger Arzneimittel aus dem Darm kann ernährungsbedingt verringert sein. Bedingt durch den hohen Anteil der Extrazellulärflüssigkeit am Gesamtkörperwasser ist das Verteilungsvolumen größer als bei Erwachsenen. Die Konzentrationen von Pharmaka im Blut sind daher bei Kindern bei auf das Körpergewicht bezogener Dosis niedriger.

Die Funktion der Eliminationsorgane Niere und Leber ist bei Neugeborenen unvollständig entwickelt und reift im Laufe des ersten Lebensjahres. Die Eliminationsgeschwindigkeit vieler Arzneimittel ist daher bei Kindern deutlich langsamer als im höheren Lebensalter. Aufgrund der geringeren Albuminkonzentration ist die Plasmaeiweißbindung vieler Pharmaka bei Säuglingen niedriger als bei Erwachsenen.

Daraus ergeben sich für die Dosierung von Arzneimitteln - bezogen auf die Erwachsenendosis - mehrere Konsequenzen:

1. Eine Einzeldosis muß relativ höher sein als die Erwachsenendosis. Es hat sich bewährt, hierbei Bezug auf die Körperoberfläche zu nehmen.
2. Eine Dauertherapie muß eine veränderte Elimination berücksichtigen. Daher unterscheiden sich Wiederholungsdosierungen: Bei kleinen Kindern sind solche Dosen geringer anzusetzen, während bei älteren Kindern eher höher dosiert werden muß.
3. Bei Frühgeborenen und bis zum Ende des 2. Lebensmonats ist eine sorgfältige individuelle Dosierung notwendig.

Diskussion

Kersting, Berlin: Die Ausbildung der Blut-Hirn-Schranke ist für die Wirkung von zentral wirksamen Medikamenten von großer Bedeutung. Ist die Blut-Hirn-Schranke bei Neugeborenen und Säuglingen noch nicht ausreichend gebildet?

Heinemeyer, Berlin: Die Blut-Hirn-Schranke ist eher als eine funktionelle als eine anatomische Größe aufzufassen. Eine Entwicklung erfolgt in den ersten Lebensmonaten als Änderung der Permeabilität von Kapillarmembranen. Es kann eine ähnliche Entwicklung wie die anderer Organfunktionen angenommen werden. Untersuchungen hierüber sind vorwiegend an Tieren gemacht worden, daher ist eine verbindliche Aussage für den Menschen nicht möglich. Anhand von Untersuchungen mit α_2-Makroglobulin [Wenzel (1976) Neuropädiatrie 7:1. 175] als Marker wurde festgestellt, daß mit einer Entwicklung nicht vor Ablauf des 1. Lebensjahres zu rechnen ist. Daher muß im 1. Lebensjahr von einer verstärkten Passage ausgegangen werden.

Dennhardt, Berlin: Wie sieht der Ablauf des oxidativen Arzneimittelstoffwechsels bei Neugeborenen aus? Wie lange muß man mit Einschränkungen rechnen?

Heinemeyer, Berlin: Das ist sehr schwer zu sagen, doch ich habe versucht, dies am Beispiel von Theophyllin zu verdeutlichen. Das Verteilungsvolumen ist bei Säuglingen im Alter bis zu 3 Monaten am größten, die Halbwertszeit ist lang - länger als bei Erwachsenen. Insgesamt resultiert dabei in den ersten Lebenstagen eine geringe, bei älteren Kindern eine hohe Clearance. Bei Neugeborenen ist die Ausscheidung also deutlich eingeschränkt, so daß Konzentrationen entstehen, die im toxischen Bereich liegen können. Mit einer nicht angepaßten Dosis würde man also bei Neugeborenen sehr schnell in toxische Bereiche kommen, die eine Folge der eingeschränkten Metabolisierungskapazität sind.

Weber, Berlin: Man sollte doch eigentlich erwarten, daß besonders häufig angewandte Substanzen bezüglich ihrer Anwendung für das Neugeborenen- und Säuglingsalter untersucht worden sind. Was kann man denn über den Stoffwechsel der Penizilline sagen? Man weiß, daß Penizilline dosisabhängig neuro- und nephrotoxisch sind. Wie sieht es damit bei Säuglingen und Neugeborenen, aber auch bei Frühgeborenen aus, die ja mit diesen Substanzen behandelt werden?

Heinemeyer, Berlin: Zunächst ist zu sagen, daß Penizilline nicht „verstoffwechselt", sondern unverändert über die Nieren ausgeschieden werden. Diese renale Elimination von Penizillin ist eingeschränkt. Sie läuft parallel zur Entwicklung der tubulären Sekretion. Bei diesen Kindern ist also die renale Elimination eingeschränkt, d.h. eine Verzögerung der tubulären Elimination vorhanden. Die Literaturdaten sind da etwas durcheinander, für Ampicillin kann man das mit Sicherheit annehmen; aber für ein anderes Penizillinderivat, das Naphzillin, es handelt sich dabei um ein staphylokokkenempfindliches Penizillin, ist ein solcher Zusammenhang nicht gefunden worden. Aber man muß doch annehmen, daß die Penizilline bis zu einem Lebensalter von einem Jahr verzögert eliminiert werden. Deshalb muß eine Dosisanpassung vorgenommen werden. Eine toxische Wirkung auf die Niere ist mir nicht bekannt.

Weber, Berlin: Sie sagen, daß in den ersten 2 Monaten die Blut-Hirn-Schranke durchlässig ist. Wenn ich in diesem Zeitraum Penizillin anwende, dann müßte ich doch erwarten, daß auch bei einer geringeren Dosierung neurotoxische Nebenwirkungen auftreten. Gibt es dazu Untersuchungen?

Heinemeyer, Berlin: Die Blut-Hirn-Schranke wird sicher freier penetriert. Wir müssen aber auch die Plasmaeiweißbindung beachten. Der freie Anteil ist bei Kindern höher als bei Erwachsenen. Die Blut-Hirn-Schranke ist durchlässiger, d.h. Sie müssen bei Medikamenten, die auf die Körperoberfläche berechnet dosiert werden, besonders bei Wiederholungsdosierungen, diese eingeschränkte Elimination berücksichtigen. Erst bei Wiederholungsdosierungen müssen Sie mit dem Auftreten unerwünschter Wirkungen, wie z. B. Krämpfen, rechnen, wenn Sie die Dosis nicht reduzieren.

Dennhardt, Berlin: Von Herrn Altemeyer ist auf die Bedeutung der pH-Wertveränderung beim Neugeborenen und Säugling hingewiesen worden. Welchen Einfluß haben pH-Wert und Veränderungen des Säure-Basen-Haushaltes auf den freien Anteil der plasmaeiweißgebundenen Medikamente, z. B. Thiopental?

Heinemeyer, Berlin: Veränderungen des pH-Werts von etwa 0,2 können zu Veränderungen im Verteilungsvolumen führen; auch die Plasmaeiweißbindung wird geringer. Voraussetzung ist allerdings auch, daß der pK-Wert des betreffenden Stoffes nahe dem Blut-pH-Wert liegt, daß der Stoff also ausreichend dissoziiert ist. Man muß auch beachten, daß die renale Elimination durch Veränderungen im Säure-Basen-Haushalt verändert wird. Ansäuerung würde zu einer verringerten Ausscheidung von Barbituraten führen.

Dennhardt, Berlin: Ich frage deshalb, weil mir folgende Werte bekannt sind: bei einer pH-Wertveränderung auf 7,2 hat sich der freie Anteil des Thiopentals um 25% vergrößert. Das halte ich doch für einen sehr beträchtlichen Anteil.

Heinemeyer, Berlin: Man muß dabei allerdings berücksichtigen, daß Thiopental nur deshalb so kurz wirkt, weil es sehr schnell umverteilt wird. Die Wirkung ist letztendlich limitiert durch diese Rückverteilung. Das hat mit der Plasmaeiweißbindung nicht viel zu tun. Eine verringerte Plasmaeiweißbindung würde nicht nur zu einer stärkeren Wirkung, sondern auch zu einer beschleunigten Elimination führen. Dies hebt sich in vielen Fällen auf.

Dennhardt, Berlin: Nur die Dosierung muß angepaßt werden.

Altemeyer, Ulm: Wir haben zusätzlich das Problem, daß das Verhalten einer Substanz ganz anders ist, wenn man sie rezidivierend gibt. Deshalb ist auch so schwer vorauszusagen, wie die Medikamente dann wirken. Wir kennen das ja vom Luminal; wenn es einmal appliziert wird, liegt eine ganz andere Wirkung vor, als wenn es rezidivierend oder chronisch appliziert wird. Es kommt neben dem Verteilungsvolumen, der Nierenfunktion und Leberfunktion auch noch auf die Enzyminduktion an.

Heinemeyer, Berlin: Auf diesen Zusammenhang wollte ich eigentlich nicht eingehen, weil dies zu weit führt. Man sollte jedoch nicht den Eindruck entstehen lassen, daß die Enzyminduktion schon nach einigen wenigen Applikationen einsetzt. Damit es zu einer Enzyminduktion kommt, sind doch sicher einige Tage der Applikation eines Medikaments notwendig.

Literatur

1. Aranda JV (1984) Maturational changes in theophylline and caffeine metabolism and disposition: Clinical implications. In: Lemberger L, Reidenberg MM (eds) Proceedings of the second World Conference on Clinical Pharmacology and Therapeutics. American Society for Pharmacology and Experimental Therapeutics, Rockville Pike, pp 868-877
2. Buchthal F, Lennox-Buchthal MA (1972) Diphenylhydantoin - Relation of anticonvulsant effect to concentration in serum. In: Woodbury DM, Penry JF, Schmidt RP (eds) Antiepileptic drugs. Raven, New York, pp 193-209
3. Cook DR (1976) Pediatric anaesthesia: Pharmacological considerations. Drugs 12:212-221
4. Cook DR, Wingard LB, Taylor FH (1976) Pharmacokinetics of succinylcholine in infants, children and adults. Clin Pharmacol Ther 20:493-498
5. Doerck M, Fricke G, Gruenwald G, Hattingberg HM von, Scheer M (1980) Pharmakokinetische und klinische Untersuchungen mit Sisomicin in der Pädiatrie. Infection 8:107-114
6. Friis-Hansen B (1961) Body water compartements in children: Changes during growth and related changes to body composition. Pediatrics 28:169-181
7. Gladtke E (1980) Altersabhängigkeit pharmakokinetischer Daten und Arzneimitteldosierung beim Kind. In: Hierholzer K, Rietbrock N (Hrsg) Physiologische und Pharmakologische Grundlagen der Therapie. Vieweg, Braunschweig, S 9-20
8. Gorodischer R, Jusko WJ, Sumner JY (1975) Tissue and erythrocyte distribution of digoxin in infants. Clin Pharmacol Ther 19:256-263
9. Guelen PJM, van der Kleijn E, Woudstra U (1974) Statistical analysis of pharmacokinetic parameters in epileptic patients chronically treated with antiepileptic drugs. In: Schneider H, Janz D, Gardner-Thorpe C, Meinardi H, Sherwin AL (eds) Clinical pharmacology of antiepileptic drugs. Springer, Berlin, Heidelberg New York, pp 2-10
10. Halkin H, Radomski M, Millman P, Almog S, Blieden L, Boichis H (1978) Steady state serum concentrations and renal clearance of digoxin in neonates, infants and children. Eur J Clin Pharmacol 13:113-117
11. Heimann G (1980) Enteral absorption and bioavailability in children in relation to age. Eur J Clin Pharmacol 18:43-50
12. Kanto J, Iisalo E, Kangas L, Valovirta E (1980) A comparative study on the clinical effects of rectal diazepam and pentobarbital in small children. Relationship between plasma level and effect. Int J Clin Pharmacol Ther Toxicol 18:348-351
13. Kearin M, Kelly JG, O'Malley KO (1980) Digoxin "receptors" in neonates: An explanation of less sensitivity to digoxin than in adults. Clin Pharmacol Ther 28:346-349
14. Klotz U (1980) Plasma protein binding of benzodiazepines. In: Rietbrock N, Woodcock BG (eds) Progress in drug protein binding. Vieweg, Braunschweig, pp 55-63
15. Mandelli M, Morselli PL, Nordio S, Pardi G, Principi N, Sereni F, Tognoni G (1975) Placental transfer of diazepam and its disposition in the newborn. Clin Pharmacol Ther 17:564-572
16. Miller RP, Roberts RJ, Fischer LJ (1975) Acetaminophen elimination in neonates, children and adults. Clin Pharmacol Ther 19:284-294
17. Morselli PL (1983) Clinical pharmacokinetics in neonates. In: Gibaldi M, Prescott L (eds) Handbook of clinical pharmacokinetics. Adis Press, New York, pp 79-97
18. Morselli PL, Franco-Morselli R, Bossi L (1983) Clinical pharmacokinetics in newborns and infants. In: Gibaldi M, Prescott L (eds) Handbook of clinical pharmacokinetics. Adis, New York, pp 98-141
19. Rane A (1980) Basic principles of drug disposition and action in infants and children. In: Yaffe SJ (ed) Pediatric pharmacology, therapeutic principles in practice. Grune & Stratton, New York, pp 7-28
20. Rane A (1984) Changes in drug metabolism during child growth. In: Lemberger L, Reidenberg MM (eds) Proceedings of the second World Conference on Clinical Pharmacology and Therapeutics. American Society for Pharmacology and Experimental Therapeutics, Rockville Pike, pp 861-867

21. Schaad UB, McCracken GH, Nelson JD (1980) Clinical pharmacology efficacy of vancomycin in pediatric patients. J Pediatr 96:119–126
22. Tomson G, Sundwall A, Lundwell NO (1979) Transplacental passage and kinetics in the mother and newborn of oxazepam given during labour. Clin Pharmacol Ther 25:74–81
23. Weingärtner L (1982) Clinical aspects of mezlocillin-therapy in childhood. J Antimicrob Chemother [Suppl A] 9:257–262
24. Weingärtner L, Sitka U, Patsch R, Richter I, Thiemann HH (1980) Pharmacokinetics and clinical investigations of azlocillin in pediatric patients. Current chemotherapy and infectious disease. Proceeding of the 11th Int. Congress of Chemotherapy, pp 1142–1144

Methohexital und seine intramuskuläre Anwendung als Narkoseeinleitungsform bei Kindern

K. Karguth

Die Anwendung von Methohexital intramuskulär eignet sich zur Narkoseeinleitung bei Kindern im Alter von 1–6 Jahren. Es handelt sich um eine leicht durchführbare, praktische Methode. Das Mittel ist i. m. gut verträglich, die Injektion schmerzt natürlich, jedoch nicht lange. Die Technik eignet sich besonders gut für ambulante Wahleingriffe, z. B. bei Hodenhochstand, Leistenhernien, Phimosen, Schieloperationen etc. Die Kinder, die morgens mit den Eltern in das Krankenhaus kommen, werden von einem Anästhesisten angesehen, und in einem aufklärenden Gespräch werden Eltern und Kind über den weiteren Ablauf unterrichtet.

Eine Wartezeit wie bei einer konventionellen Prämedikation entfällt, denn die i. m.-Verabreichung von Methohexital verbindet 2 Komponenten: die präoperative Sedierung und die Einschlafdosis des Barbiturats. Methohexital wirkt in wenigen Minuten, das Kind schläft ruhig und natürlich ein.

Anhand einer am Klinikum Braunschweig durchgeführten klinischen Studie möchte ich kurz die Methodik erläutern.

Bei 141 Kindern im Alter von 1–6 Jahren mit einem Körpergewicht von 10–25 kg wurde die Narkose vor dem Operationstrakt, möglichst im Beisein der Eltern, durch i. m.-Gabe von 5%igem Methohexital eingeleitet.

Die Brevimytallösung wird folgendermaßen zubereitet: Einer Flasche mit 500 mg Trockensubstanz Methohexital-Na werden 10 ml Aqua dest. zugesetzt, das ergibt eine 5%ige Lösung (50 mg/ml), entsprechend 100 mg Trockensubstanz plus 2 ml Aqua dest. Die zu verabreichende Menge der 5%igen Brevimytallösung errechnet sich aus dem Körpergewicht des Kindes. In der englischen und amerikanischen Literatur werden unterschiedliche Dosierungen von 2–6 mg/kg KG empfohlen. Wir haben die Dosierungsempfehlung vom Kinderspital Basel übernommen und konnten die Dosierung als auch für uns optimal bestätigen. Die kleinen Patienten erhalten jeweils 0,1 ml/kg KG, d. h. 5 mg/kg KG Methohexital tief intramuskulär. Vor dem Spritzen wird noch ein Vagolytikum zugesetzt, wir verwenden Atropin (0,1 ml/5kg KG).

Nach Schlafeintritt, spätestens jedoch nach 15 min, wurden die Kinder in den sterilen Operationsbereich eingeschleust. Mit der Inhalationsnarkose wurde frühestens 10 min nach der i. m.-Injektion begonnen, um sicher zu gehen, daß auch der vagolytische Effekt vorhanden ist.

Die Wirkung der intramuskulären Einleitung wurde in 4 Grade eingeteilt:

Grad 1: Das Kind schläft nach spätestens 10 min und wacht weder bei Einschleusung noch bei Einleitung auf.

Grad 2: Das Kind schläft nach spätestens 10 min, wacht aber bei Einschleusung und/oder Einleitung auf, leistet jedoch keinen oder nur wenig Widerstand.

Grad 3: Das Kind schläft nach 15 min oder ist wach, aber ruhig und leistet keinen wesentlichen Widerstand bei Einschleusung und Einleitung.

Grad 4: Das Kind schläft überhaupt nicht und leistet heftigen Widerstand.

70,9% aller Kinder kamen schlafend in den Operationstrakt, nahmen also weder die Einschleusung, noch die Einleitung bewußt wahr. Weitere 22% waren zwar nur schläfrig, ließen aber alles mit sich geschehen. Insgesamt konnte also 92,9% der Kinder das „Trauma Narkose" erspart werden. Dies wurde von allen Beteiligten, besonders auch von den Eltern als sehr positiv angesehen.

Nebenwirkungen wurden bei 39 Kindern beobachtet; 16 Kinder waren motorisch unruhig, 13 Kinder bekamen einen Singultus, der spätestens bei der Inhalationseinleitung wieder verschwand, 10mal wurden Bradykardien bis 70/min beobachtet. Um den Bradykardien vorzubeugen, erhöhten wir die Atropindosis um 0,05 mg/0,1 ml. Eine Atemdepression haben wir nicht beobachtet, trotzdem leiten wir nur intramuskulär ein, wenn eine komplette Narkoseausrüstung vorhanden ist.

Bei 8 Kindern zeigte die Einleitung mit Methohexital keinerlei Wirkung. Nach gründlichem Nachforschen konnten bei 4 Kindern Fehler wie verkehrte Zubereitung der 5%igen Lösung und offensichtlich subkutanes Spritzen bei adipösen Kindern sowie zu frühe Venenpunktion (nach 2 min) als Ursachen gefunden werden. Es bleiben 4 Kinder, bei denen keine Ursache gefunden werden konnte, die also als „primäre Versager" eingestuft werden müssen.

Postoperativ konnten die Kinder innerhalb der ersten 2 h mobilisiert werden und Tee trinken; spätestens nach 4 h konnten alle mit den Eltern nach Hause entlassen werden.

Wir haben unsere Ergebnisse mit den Ergebnissen aus dem Kinderspital Basel verglichen. In rund 90% der Fälle war die Methode zufriedenstellend. Die Einschlafzeiten innerhalb von 10 min liegen mit 71 bzw. 73% fast gleich.

Bei Beachtung aller erwähnten Vorsichtsmaßnahmen halten wir die intramuskuläre Verabreichung von Methohexital für eine praktische, sichere und für Kinder gut geeignete Narkoseeinleitungsmethode.

Diskussion

Dennhardt, Berlin: Das war der erste Vortrag, der sich mit der Einleitung, mit der Vorbereitung des Kindes für die Narkose, beschäftigt. Wir werden sicherlich nach dem nächsten Vortrag auch auf die Problematik der intramuskulären Narkoseeinleitung, ihre Vor- und Nachteile eingehen. Gibt es direkte Fragen an Frau Dr. Karguth?

Wolfgramm, Berlin: Haben Sie bei Ihren Kindern keine Hypersalivation gesehen?

Karguth, Braunschweig: Eigentlich nicht. Wir geben bei diesen Kindern eine höhere Atropindosis.

Link, Berlin: Ich möchte gern wissen, wie das mit dem Aufwachen der Kinder ist. Haben Sie beobachtet, daß verzögerte Aufwachphasen aufgetreten sind? Denn Ihre Dosen sind ja nicht so niedrig!

Karguth, Braunschweig: Bei sehr kurzen Eingriffen haben wir verlängerte Aufwachzeiten. Bei längeren Eingriffen (0,5–1 h) wachen die Kinder jedoch sehr schnell wieder auf.

Heinemeyer, Berlin: In meinem Referat habe ich versucht, die Zusammenhänge zwischen der Pharmakokinetik und der Pharmakodynamik zu erklären. Haben Sie auch mal die Plasmakonzentrationen gemessen, um den Zusammenhang zwischen der Einschlafzeit und der Plasmakonzentration zu ergründen?

Karguth, Braunschweig: Wir haben das nicht gemacht.

Pohlhaus, Berlin: Sie sprachen von dem Injektionsschmerz. Meinen Sie damit nur den kleinen Stich, oder schmerzt Methohexital auch nach intramuskulärer Applikation so stark wie nach intravenöser Injektion?

Karguth, Braunschweig: Erstaunlicherweise nicht. Es bereitet, i. m. appliziert, kaum Schmerzen, obwohl es einen pH-Wert von 10 hat. Wir haben nie Nekrosen gesehen. In der Tat ließ der Injektionsschmerz auch dann sehr schnell nach, wenn das Medikament einmal nicht intramuskulär, sondern subkutan appliziert wurde und der Schlaf dann nicht eingetreten ist.

Orale und rektale Narkoseeinleitung im Kleinkindesalter

F.-J. Kretz, H. Dingerkus, M. Liegl und I. Gonzalez

In der Kinderanästhesie besteht seit Jahren die Tendenz, auf die intramuskuläre Prämedikation zu verzichten und alternativ dazu Medikamente zur Prämedikation sowie zur Narkoseeinleitung oral oder rektal zu verabfolgen.

Die orale Prämedikation und erst recht die orale Narkoseeinleitung berühren ein anästhesiologisches Tabu. Die orale Applikation eines Medikamentes zur Prämedikation oder Narkoseeinleitung bedeutet eine Lockerung des strengen Nüchternheitsgebotes. Es wird befürchtet, daß dann dem Nüchternheitsgebot nicht mehr die notwendige Beachtung geschenkt wird und die Zahl der Aspirationen steigt. Demgegenüber stehen jedoch mehrere Untersuchungsbefunde [4, 8, 20], u. a. von einer dänischen Untersuchergruppe, die nachwies, daß nach oraler Diazepamprämedikation beim Erwachsenen die Magensaftsekretion niedriger ist, als nach intramuskulärer Applikation der gleichen Diazepamdosis (Tabelle 1).

Zur oralen Prämedikation im Kindesalter bietet sich Chlorprothixen (Taractan) an. Es handelt sich um ein Neuroleptikum mit stark hypnotischer Wirkungskomponente. Nach Untersuchungen von Bauer-Miettinen u. Horazdovsky-Nabak [3] führt Chlorprothixen zu einer starken präoperativen Sedierung bei stabiler Kreislauf- und Atmungsfunktion. Chlorprothixen hat einen starken antiemetischen Effekt, hemmt die Salivation und unterdrückt vegetative Refle-

Tabelle 1. Volumen und pH-Wert des Aspirats in Abhängigkeit von der Zeit zwischen Prämedikation und Anästhesie. (Nach [8])

Prämedikation	Nüchternperiode [h]	Aspirat Volumen [ml]	pH
Intramuskulär			
n	20	20	18
Mittelwert	3,8	20	1,8
Spanne	3–6	0–65	1,0–3,1
Oral			
n	20	20	12
Mittelwert	3,8	1,5	2,4
Spanne	3–6	0–20	1,4–5,7
		$p \leq 0{,}01$	$p \leq 0{,}05$

xe. Es sind niedrigere Inhalationsnarkotikakonzentrationen notwendig, die Kinder benötigen in geringerem Umfang postoperativ Analgetika. Der präoperativ sedierende Effekt hatte sein Optimum, wenn Chlorprothixen 2–4 h vor Narkosebeginn gegeben wurde. Dies reduziert zusätzlich das Aspirationsrisiko. Gegenüber der intramuskulären Applikation von Chlorprothixen führt die orale Gabe seltener zu Hypotensionen. Nachteilig ist der lange, mehrstündige Nachschlaf bei ambulanten Kindern, bei stationären Patienten kann dieser Nachschlaf toleriert werden.
Auch Flunitrazepam wird mit Erfolg zur oralen Prämedikation eingesetzt [21].

Die orale Narkoseeinleitung ist die verwegenste Form der Narkoseeinleitung. Benötigt wird ein Hypnotikum mit schnellem Wirkungseintritt. Bei oraler Applikation ist der First-pass-Effekt des Hypnotikums zu berücksichtigen und die Dosierung entsprechend anzupassen.

Midazolam, oral in einer Dosierung von 0,3 mg/kg KG appliziert, führt, so die Ergebnisse einer Pilotstudie bei 15 Kindern [19], nach 12–18 min zu einer ausreichenden Sedierung. Es kann nur als Filmtablette oral angeboten werden, da die Lösung des Medikamentes sehr bitter schmeckt und von den Kindern schnell ausgespuckt wird.

Die rektale Prämedikation ist eine altgeübte Prämedikationsweise. Diazepam und Morphin wurden in unterschiedlicher Dosierung mit ähnlichem Erfolg eingesetzt [1, 14, 17]. Eine ausreichende Wirksamkeit wird allerdings nur erreicht, wenn das Medikament rechtzeitig, d.h. 1–2 h präoperativ gegeben wird.

Die rektale Narkoseeinleitung ist in den 60er und 70er Jahren in Vergessenheit geraten. Zu Unrecht, denn wie zu zeigen ist, werden alle gebräuchlichen intravenösen Einleitungsmittel rektal resorbiert und können bei adäquater Dosierung zur Narkoseeinleitung im Kleinkindesalter benutzt werden.

Von einer Narkoseeinleitung kann gesprochen werden, wenn sich nach rektaler Applikation Symptome wie nach intravenöser Applikation des Medikamentes in dazu üblicher Dosierung zeigen und wenn Blutspiegel nachweisbar sind, die mit denen nach intravenöser Applikation in analoger Dosierung übereinstimmen. Daraus resultiert, daß zu einer rektalen Narkoseeinleitung die gleichen personellen und apparativen Voraussetzungen notwendig sind, wie

Tabelle 2. Physikalische und pharmakologische Daten der rektal applizierten Anästhetika

	pH	Osmolarität [mosm/l]	Dosis [mg/kg KG]	Verhältnis Dosierung i.v./rektal	Wirksamkeit Sedation	Wirksamkeit Narkose	Wirkungseintritt [min]	Wirkungsdauer [min]
Methohexital	11,0	210	25	1:25	(+)	++	6–8	15–60
Diazepam	6,8	–	1,5	1:5	(–)	–	?	20–60
Midazolam	3,85	311	0,5	1:3	++	(+)	7–15	10–40
Etomidat	3,1	–	12,5	1:40	+	+	2–7	8–30

bei der intravenösen und intramuskulären Narkoseeinleitung oder bei der Narkoseeinleitung über die Maske.

Erste Erfahrungsberichte über die Applikation von Thiopental sind älteren Datums [2, 22]. In einer Dosierung von 30 mg/kg KG führt Thiopental nach rektaler Applikation in 8–10 min zur Bewußtlosigkeit. Nachteilig ist der lange Nachschlaf.

Die rektale Narkoseeinleitung mit Methohexital wurde ebenfalls bereits in den 60er Jahren beschrieben [2, 5, 18]. Studien aus jüngerer Zeit [7, 10, 12, 16] bestätigen dem Methohexital eine zuverlässige Wirksamkeit bei geringer Inzidenz unerwünschter Wirkungen.

Wir leiteten im Rahmen einer Studie bei 100 Kindern im Alter von 18 Monaten bis 6 Jahren, die sich kurzdauernden Operationen (Herniotomie, Orchidolyse, Zirkumzision usw.) unterziehen mußten, die Inhalationsnarkose durch rektale Applikation von Methohexital in einer Dosierung von 25 mg/kg KG ein. Wir untersuchten klinische, kardiovaskuläre und respiratorische Parameter. Insbesondere interessierten wir uns für die Frage, inwieweit eine zusätzliche vorabendliche Prämedikation mit Diazepam in einer gewichtsadaptierten Dosierung von 2,5–5 mg die Einleitungsphase modifiziert und zu eventuellen intra- und postoperativen Problemen führt.

Unter unseren 100 Kindern gab es 6 Versager, 14 Kinder wurden nur somnolent oder wachten vor Operationsbeginn wieder auf, wobei es zwischen der Gruppe der vorabendlich mit Diazepam prämedizierten und der nicht prämedizierten Gruppe keine Unterschiede gab. Die Einschlafzeit wies eine breite Streuung auf; die kürzeste Zeit betrug 3 min, die längste Zeit 20 min. Die vorabendlich nicht prämedizierten Kinder zeigten weniger Unruhezustände in der Einschlafphase, hatten häufiger Singultus, beklagten häufiger Stuhldrang, hatten weniger Stuhlgang und gaben in gleicher Anzahl Schmerzen rektal an wie die vorabendlich prämedizierten Kinder (Abb. 1).

Bei 7 Kindern kam es zu einer Partialverlegung der Atemwege durch die zurückfallende Zunge, was sich aber durch den Esmarch-Handgriff beheben ließ. Auf Venenpunktion reagierten die meisten Kinder, indem sie die Hand wegzo-

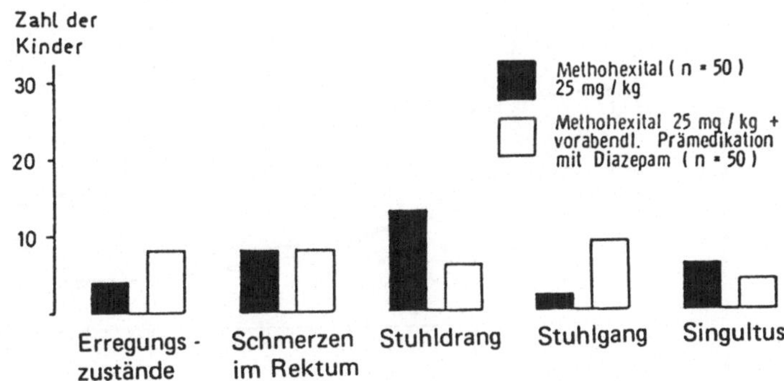

Abb. 1. Probleme in der Einschlafphase bei der rektalen Verabreichung von Methohexital bei Kleinkindern

gen, wachten aber nur in den seltensten Fällen auf. Kreislauf- und Atemfunktion waren präoperativ, sieht man von der Möglichkeit der Atemwegsverlegung durch die zurückfallende Zunge ab, stabil. Da wir präoperativ kein Atropin gaben, war intraoperativ häufig eine Hypersalivation zu registrieren, die zwar nicht eindeutig auf das Methohexital zu beziehen ist, jedoch häufig zum Absaugen, in seltenen Fällen auch zur Intubation zwang. Die intravenöse Gabe von Atropin nach Narkoseeinleitung hatte meist keinen ausreichenden Effekt, so daß zu empfehlen ist, Methohexital nur mit Atropin, rektal mit 0,03 mg/kg KG dosiert, zu verabfolgen.

Postoperativ ist mit einem langen Nachschlaf von 20-60 min zu rechnen. Dies ist abhängig von der individuellen Eliminationskonstante der kleinen Patienten und von der postoperativen Schmerzintensität. Schmerzhafte Eingriffe führen aufgrund des fehlenden analgetischen Effektes von Methohexital zu einer stärkergradigen Schmerzreaktion, die eine suffiziente Analgesie mit peripher wirkenden Analgetika wie z. B. Ben-u-ron Supp. notwenig macht. Als günstig hat es sich erwiesen, Paracetamol bereits unmittelbar nach Operationsende zu applizieren. Während die Methohexitalwirkung abklingt, wird das Paracetamol resorbiert - der Schmerz bleibt für das Kind erträglich.

Nach rektaler Applikation von Methohexital in einer Dosierung von 25 mg/kg KG sind die gleichen Blutspiegel (Abb. 2) nachweisbar wie nach i.v.-Applikation von 1 mg/kg KG. Dies gilt nicht nur für Kleinkinder, sondern auch für Säuglinge, wie wir durch Blutspiegelbestimmungen zeigen konnten (Abb. 3).

Nach Abschluß der Studie wurde die rektale Methohexitalapplikation zur Routineeinleitungsmethode bei unseren Kleinkindern im kinderchirurgischen Operationsbereich. Die Kinder erhalten Methohexital noch vor dem Operationsvorbereitungsraum und schlafen in Anwesenheit der Mutter oder anderer Bezugspersonen unter Aufsicht des Anästhesisten ein. Ein EKG-Monitoring ist

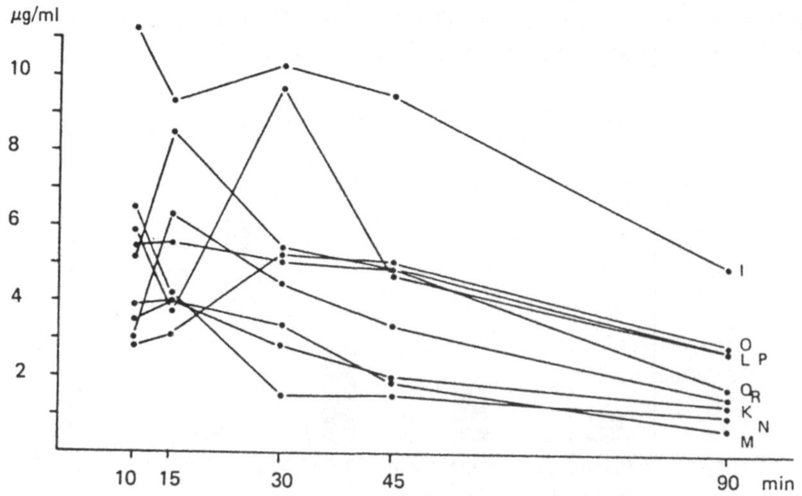

Abb. 2. Verlauf des Blutspiegels nach rektaler Applikation von Methohexital (25 mg/kg KG) zur Narkoseeinleitung bei Kleinkindern (n = 9)

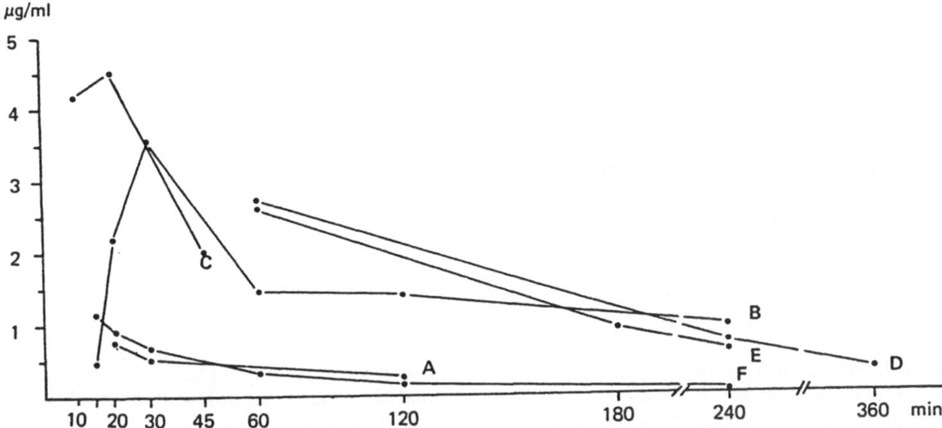

Abb. 3. Verlauf des Blutspiegels nach rektaler Applikation von Methohexital (25 mg/kg KG) zur Narkoseeinleitung bei Säuglingen (n = 6). Probeentnahme: H. Lautenschläger, Klinik für Anästhesiologie und operative Intensivmedizin, Klinikum Steglitz. – Blutspiegeluntersuchung: B. Schwanenberg, Institut für klinische Pharmakologie, Klinikum Steglitz, FU Berlin)

bereits in der Einleitungsphase nach Applikation des Medikamentes obligat. So wurden von 1982–1984 in unserer Klinik 1240 Narkosen bei Kindern zwischen 1,5 und 6 Jahren mit Methohexital rektal eingeleitet. Es kam zu 34 nennenswerten Komplikationen, die auf Methohexital zurückzuführen sind. Das bedeutet eine Inzidenz von 2,74%. Bei 3 Kindern kam es zu einem Laryngospasmus, bei 4 Kindern zu Erbrechen. Eine akute Ateminsuffizienz wurde bei 1 Kind nach rektaler Applikation von Methohexital registriert; es war eine Intubation und Beatmung notwendig. Erythem und Stridor waren die Symptome einer allergischen Reaktion nach rektaler Methohexitalgabe. Häufigste intraoperative Komplikation war die Hypersalivation, häufigste postoperative Problematik das verzögerte Aufwachen, verbunden mit einer Ateminsuffizienz bei 5 Kindern.

Es wurde mit Bedacht die Formulierung Komplikation gewählt, um ein Bewußtsein dafür zu schaffen, daß es sich um ein Narkoseeinleitungsverfahren handelt, obwohl die meisten der genannten Komplikationen durch einfache Maßnahmen zu beheben waren.

Eine Anwendung der rektalen Narkoseeinleitung mit Methohexital in der HNO-Heilkunde gilt bei uns als kontraindiziert, weil sich bei kurzdauernden Eingriffen wie Adenotomien oder Tonsillektomien der postoperative Methohexitalüberhang besonders ungünstig auswirkt, da die Kinder bereits bei Operationsende so wach sein müssen, daß sie in der Lage sind, Blutreste und Speichel abzuhusten. Auf der Suche nach alternativen Substanzen zur Narkoseeinleitung testeten wir deshalb die Benzodiazepine Diazepam und Midazolam.

Diazepam ist wasserunlöslich und kann nur in Verbindung mit einem Lösungsvermittler rektal verabfolgt werden. Als Diazepam Desitin wird es von den Pädiatern zur notfallmäßigen antiepileptischen Therapie im Kindesalter empfohlen [13]. Die rasche antikonvulsive Wirkung gilt als belegt, der sedierende Effekt soll rasch eintreten.

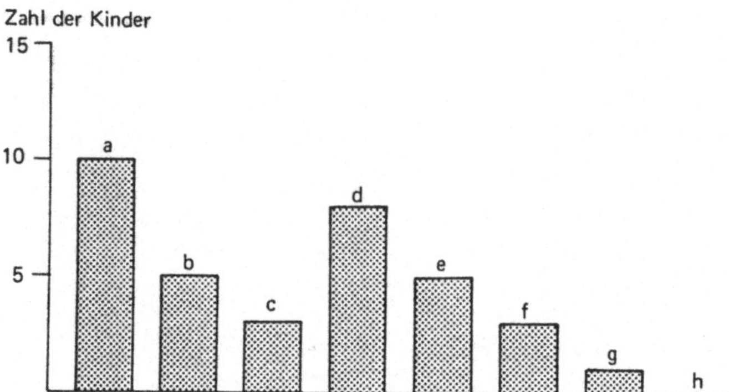

Abb. 4. Präoperative Probleme nach rektaler Applikation von Diazepam (1,5 mg/kg KG) zur Narkoseeinleitung bei Kleinkindern (n=50). *a* Analschmerz, *b* Stuhldrang, *c* Stuhlgang, *d* Konfabulation, *e* paradoxe Reaktion, *f* Singultus, *g* Salivation, *h* Erbrechen/Übelkeit

In der empfohlenen Dosierung von 0,5 mg/kg KG ließ sich jedoch dieser Effekt nicht verifizieren. Zur Narkoseeinleitung erhöhten wir deshalb die Dosis auf 1,5 mg/kg KG [11]. Eine Schlafinduktion war jedoch nicht zu erreichen. Vielmehr kam es präoperativ vermehrt zu paradoxen Reaktionen (Abb. 4) und postoperativ zu einem langen Nachschlaf und gleichzeitiger Muskelhypotonie.

Midazolam [11] dagegen führt bei 80–90% der Kinder 7–10 min nach der rektalen Applikation zu einem Stimmungsumschwung von ängstlich-trauriger zu heiter-gelöster Gestimmtheit, die Maskeneinleitung wird gut toleriert. Midazolam führt in geringerer Inzidenz als Methohexital zu Analschmerz, Stuhldrang und Stuhlgang (Abb. 5). Obwohl die Kinder nach rektaler Applikation von Midazolam nicht einschlafen, liegt bei den meisten Kindern eine anterograde Amnesie vor.

Die Blutspiegel (Abb. 6) erreichen nach rektaler Applikation Werte, die auch beim Erwachsenen nach intravenöser bzw. intramuskulärer Applikation von

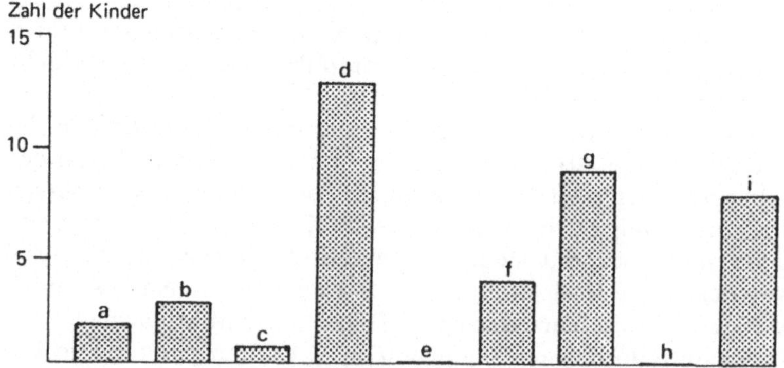

Abb. 5. Präoperative Probleme nach rektaler Applikation von Midazolam (0,5 mg/kg KG) zur Narkoseeinleitung bei Kleinkindern (n=50). *a* Analschmerz, *b* Stuhldrang, *c* Stuhlgang, *d* Konfabulationen/Redefluß, *e* paradoxe Reaktionen, *f* Singultus, *g* Salivation, *h* Erbrechen/Übelkeit, *i* Ataxien/Gestikulationen

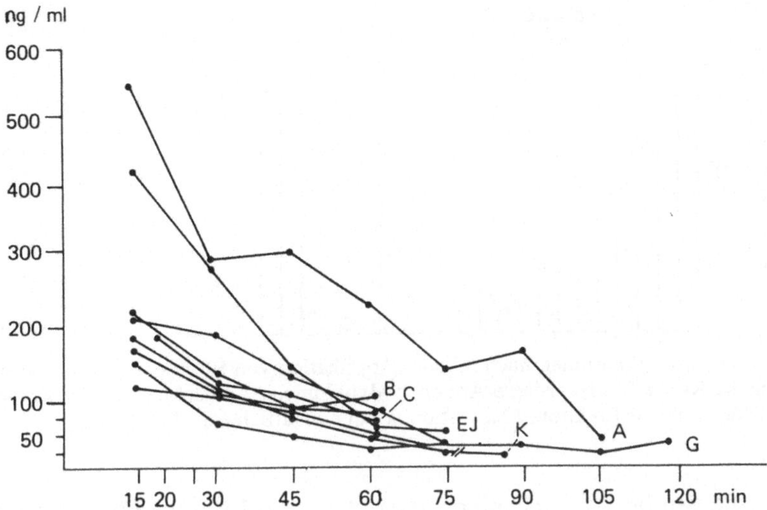

Abb. 6. Verlauf des Blutspiegels nach rektaler Applikation von Midazolam (0,5 mg/kg KG) zur Narkoseeinleitung bei Kleinkindern (n=9)

0,15 mg/kg KG nachweisbar sind. Daß dazu nur die 3fach höhere Dosierung notwendig ist, spricht für eine außerordentlich gute Resorption.

Ungünstig ist, daß nicht alle Kinder in gleicher Weise auf Midazolam reagieren. Mit einer Versagerquote von 10–20% muß gerechnet werden. Die Hypersalivation zwingt auch beim Midazolam zu einer adjuvanten Atropinmedikation.

Untersuchungen über die Wirksamkeit von Etomidat nach rektaler Applikation liegen aus Südafrika [15] vor. Bei einer Dosierung von 6–6,5 mg/kg KG schliefen nahezu alle Kinder ein. Dies konnten wir nicht nachvollziehen. In einer Dosisfindungsstudie ermittelten wir eine wirksame Dosis von 12,5 mg/kg KG. Bei dieser Dosis schlafen die Kinder z.T. schon nach 3 min (Abb. 7) ein.

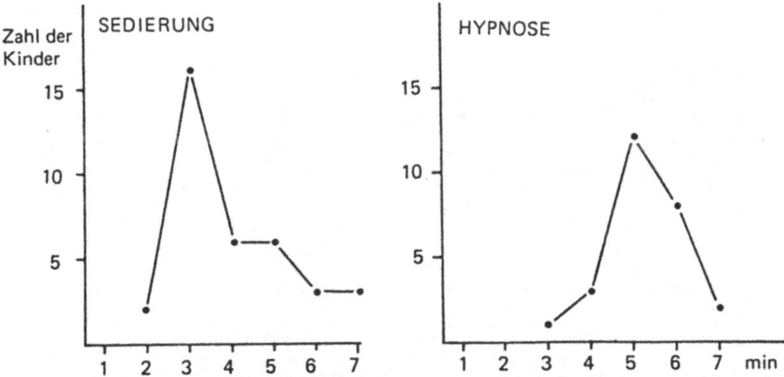

Abb. 7. Eintritt der sedierenden und hypnotischen Wirkung von Etomidat in einer Dosierung von 12,5 mg/kg KG nach rektaler Applikation (n=40)

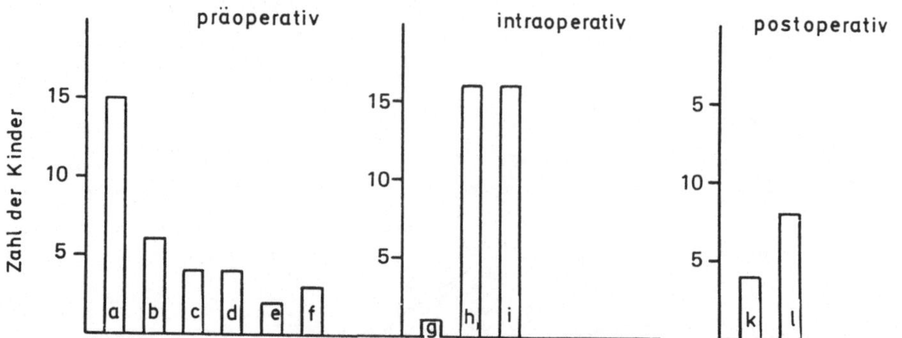

Abb. 8. Komplikationen nach rektaler Applikation von Etomidat in einer Dosierung von 12,5 mg/kg KG. *a* Bradykardie, *b* Apnoe, *c* Myoklonie, *d* Analschmerz, *e* Stuhldrang, *f* Stuhlgang, *g* Bigeminus, *h* Erektion, *i* Salivation, *k* Ateminsuffizienz, *l* Myoklonie

Die Studie ist noch nicht abgeschlossen. Es muß beim gegenwärtigen Erkenntnisstand von einer rektalen Narkoseeinleitung mit Etomidat in dieser Dosierung abgeraten werden. Die Anzahl der Apnoen (Abb. 8) nahm bei den letzten untersuchten Kindern stark zu. Es müssen alle Vorkehrungen wie zu einer intravenösen Narkoseeinleitung getroffen werden. Prä- und postoperativ können zusätzlich Myoklonien beobachtet werden.

Auch die Wirksamkeit von Ketamin nach rektaler Applikation wurde bereits untersucht [9]. In einer Dosierung von 6–10 mg/kg KG trat nach 7–15 min eine ausgeprägte Sedierung ein. Die Herz-Kreislauf- und Atmungsparameter bleiben nach Angaben der Autoren – im Gegensatz zur parenteralen Applikation – unverändert, die Inzidenz von Laryngospasmen ist gering. Postoperativ besteht eine ausreichende Analgesie; die Aufwachzeit beträgt im Durchschnitt 36 min, die Serumketaminspiegel bleiben noch über Stunden auf einem hohen Niveau (Abb. 9). Zur Prophylaxe der psychischen Nebenwirkungen von Ketamin erhielten die kleinen Patienten 1 h präoperativ Diazepam rektal in einer Dosierung von 0,5 mg/kg KG und zur Prophylaxe der ketaminbedingten Hypersalivation Atropin in einer Dosierung von 0,02 mg/kg KG. Da bei uns Ketamin

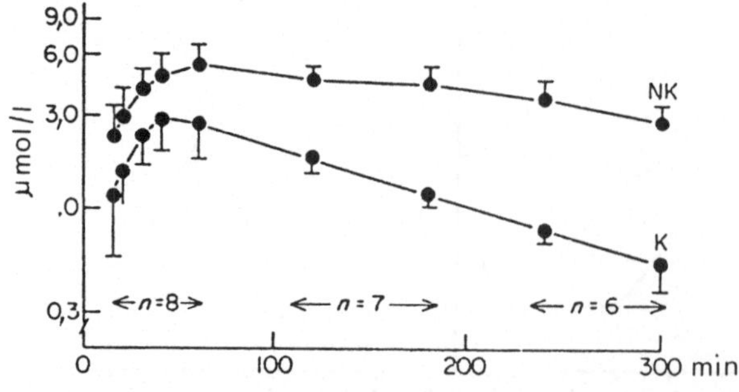

Abb. 9. Verlauf der Plasmakonzentration von Ketamin (*K*) und Norketamin (*NK*) nach rektaler Applikation bei 8 Kindern. Infolge technischen Versagens konnten Venenblutproben nach 100 min nur bei 7 Kindern und nach 200 min nur bei 6 Kindern erhalten werden. (Nach [9])

nur eine eingeschränkte Indikationsbreite besitzt (z. B. Verbandswechsel bei Verbrennungen, Legen eines Kavakatheters), haben wir auf eine Überprüfung der Wirksamkeit von Ketamin nach rektaler Verabfolgung verzichtet.

Die Vorteile der rektalen Applikation von Medikamenten zur Narkoseeinleitung bestehen darin,

- daß den meisten Kindern die rektale Applikation eines Medikamentes in Form von Suppositorien vertraut ist;
- daß die Narkoseeinleitung in Anwesenheit von Mutter oder anderen Bezugspersonen erfolgen kann;
- daß der Injektions- und Trennungsschmerz vermieden werden kann;
- daß das Erstickungsgefühl, wie es von vielen Kindern bei der Maskennarkoseeinleitung empfunden wird, entfällt.

Folgende Übersicht zeigt die Anwendung und Dosierung der verschiedenen Pharmaka:

Orale Prämedikation
Chlorprothixen (Taractan, 4%ige Lösung); 2 mg/kg KG, maximal 45 mg.
Flunitrazepam (Rohypnol); 0,1–0,2 mg/kg KG.

Orale Narkoseeinleitung
Midazolam (Dormicum); 0,3 mg/kg KG.

Rektale Prämedikation
Diazepam; 0,5 mg/kg KG.
Morphin; 0,15 mg/kg KG.

Rektale Narkoseeinleitung
Methohexital (Brevimytal); 25 mg/kg KG (500 mg Methohexital in 20 ml H_2O pro Injektion).
Midazolam (Dormicum); 0,5 mg/kg KG (15 mg Midazolam in 10 ml H_2O pro Injektion).
Ketamin (Ketanest); 6–10 mg/kg KG.

Bei dem jetzigen Stand der Untersuchungen kann man Methohexital und Midazolam zur rektalen Narkoseeinleitung in gleicher Weise empfehlen. Diazepam braucht zur Entfaltung seiner Wirksamkeit etwa 1–2 h, eignet sich deshalb nicht zur Narkoseeinleitung und sollte nur als Prämedikationsmittel in einer Dosierung von 0,5–0,75 mg/kg KG Anwendung finden. Die Ergebnisse über die rektale Applikation von Etomidat können noch nicht als gesichert betrachtet werden, die Zukunft dieses Medikamentes ist angesichts der Kortisoldiskussion auch mit Fragezeichen versehen [6].

Methohexital hat den Vorteil der zuverlässigen Wirksamkeit, ungünstig ist der lange Nachschlaf und die durch den hohen ph-Wert und die großen Volumina bedingten unerwünschten Wirkungen wie Analschmerz, Stuhldrang und Stuhlgang; diese lassen sich möglicherweise durch eine Konzentrierung der Lösung (10%ig) vermindern. Nach rektaler Applikation von Midazolam schlafen die Kinder nicht ein, in ihrer gelöst-heiteren Stimmung tolerieren sie jedoch die Maskennarkoseeinleitung ausgezeichnet. Die Inzidenz unerwünschter Wirkungen ist perioperativ geringer. Der sedierende Effekt tritt jedoch nicht so zuverlässig ein wie der hypnotische bei Methohexital.

Bei der praktischen Handhabung der rektalen Applikation ist zu beachten, daß die jeweilige Lösung direkt hinter dem Analsphinkter appliziert wird, damit die Resorption über die Vv. rectales mediae et inferiores erfolgt und ein First-pass-Effekt vermieden werden kann. Dazu haben sich die Applikatoren der Fa. Eli Lilly bewährt. Nachteilig wirkt sich bei der rektalen Narkoseeinleitung die Notwendigkeit zur intensiven Überwachung prä- und postoperativ aus. Die lange Überwachungszeit ist sehr personalintensiv.

Kontraindikationen zur rektalen Narkoseeinleitung bestehen bei

- nicht nüchternen Kindern,
- Kindern mit Analleiden,
- Kindern im Schockzustand,
- Kindern mit Allergien gegen das Einleitungsmittel,
- Neugeborenen und Säuglingen bis zum 6. Monat.

Die gute Wirksamkeit der rektal applizierten Narkoseeinleitungsmittel kann jedoch nicht die Bedeutung der menschlichen Zuwendung im Operationsvorbereitungsraum gerade bei den kleinen Patienten schmälern.

Diskussion

Dennhardt, Berlin: Vielen Dank, Herr Kretz, für die schöne Übersicht über orale und rektale Narkoseeinleitung bei Kindern. Sie haben sehr viele praktische, aber auch klinisch-experimentelle Daten angeführt, die genügend Stoff zur Diskussion bieten.

Frage: Bezieht sich die Versagerquote darauf, daß das Medikament nicht wirkt, oder darauf, daß die Kinder das Medikament herausgepreßt haben?

Kretz, Berlin: Das Herauspressen hat bei Methohexital keine wesentliche Bedeutung, sobald die Kinder eingeschlafen sind. Die Kinder schlafen ein und setzen oft Stuhl ab, ohne daß dadurch der Einschlafeffekt gestört wird.

Heinemeyer, Berlin: Ich kann der Konsequenz, daß Methohexital zur rektalen Narkoseeinleitung geeignet ist, nicht folgen. Und zwar aus 2 Gründen:

1. Es muß eine 25fach höhere Dosis gegeben werden als bei intravenöser Gabe. Bei dieser Dosis werden die gleichen Blutspiegel nachgewiesen wie

nach intravenöser Applikation von 1mg/kg KG. Das bedeutet, daß hier eine Bioverfügbarkeit von 4% vorliegt. Nehmen wir einmal an, daß nicht 4, sondern 6 oder 7% resorbiert werden, dann wird doch die doppelte Wirkung erzielt. Dadurch bekommt man dann

2. bei dieser Verabreichung nicht den Effekt, der sonst bei intravenöser Gabe ausgenutzt wird, nämlich, daß durch die schnelle Verteilungsphase eine kurze Wirkungsdauer resultiert. Es muß eine so hohe Dosis gegeben werden, um ausreichende Blutspiegel zu erzielen, damit überhaupt eine Wirkung entsteht. Diese ist dann verlängert, weil die Verteilungsphase fehlt. Die Wirkungsdauer wird hier nicht mehr durch die Verteilung, sondern durch die Elimination limitiert und begründet letztendlich auch die lange Nachschlafphase.

Kretz, Berlin: Es gibt doch größere Unterschiede zwischen dem Theoretiker und dem Praktiker. Wir sollten uns weniger an den pharmakokinetischen Überlegungen orientieren, sondern an der Pharmakodynamik. Die Bioverfügbarkeit liegt deutlich über 4%; Frau Kraus hat eine Bioverfügbarkeit von 18–32% nachgewiesen.

Dennhardt, Berlin: Aber immerhin muß dieser Aspekt beachtet werden, weil zahlreiche Faktoren hier einwirken und sicher auch einige Nebenwirkungen dadurch erklärbar sind.

Kretz, Berlin: Es gibt Beobachtungen, daß auch wesentlich niedrigere Dosierungen zu einer Hypnose führen. Wir hatten diese Dosis von 25 mg/kg KG schon auf 20 mg/kg KG reduziert. Auch dann ist noch ein Einschlafeffekt nachweisbar, aber er ist nicht so sicher wie bei der Dosierung von 25 mg/kg KG. Über die Wirksamkeit von 15 mg/kg KG gibt es Einzelbeobachtungen.

Frage: Haben Sie nach der oralen Applikation von Taractan Komplikationen gesehen? Es werden ja ausgeprägte Tachykardien beschrieben.

Kretz, Berlin: Wir selbst haben mit der oralen Applikation von Taractan keine Erfahrungen, es handelte sich im Vortrag um ein Literaturzitat. Die Tachykardien sind beschrieben. Sie treten besonders intensiv nach intramuskulärer, weniger intensiv nach oraler Applikation auf.

Kersting, Berlin: Der Stimmungsumschwung nach rektaler Applikation von Midazolam ist ja besonders ausgeprägt. Ich möchte wissen, ob es einen Hinweis dafür gibt, was sich danach bei den Kindern abspielt, ob irgendwelche Erinnerungen bestehen, ob die Amnesie komplett ist oder ob längerdauernde Komplikationen bzw. Wirkungen einer Medikamentenapplikation nachgewiesen werden konnten.

Kretz, Berlin: Es liegt bei einer großen Anzahl von Kindern eine anterograde Amnesie vor. Diesen Effekt sollte man ausnutzen, wenn bei Kindern mehrere Narkosen zu erwarten sind. Besonders in diesen Fällen ist es ein geeignetes Mittel. Freilich liegt auch bei Methohexital eine komplette anterograde Amnesie vor. Die Kinder kommen ja bereits schlafend in den Operationssaal.

Dennhardt, Berlin: Aber immerhin gibt es 10–20% Versager beim Midazolam.

Kretz, Berlin: Es kann sein, daß wir da nicht lange genug warten, vielleicht brauchen wir mehr Geduld.

Altemeyer, Ulm: Wir benutzen das Taractan seit vielen Jahren zur Prämedikation. Es liegen entsprechende Erfahrungen aus Zürich und Basel vor. Taractan sollte nicht bei großen Kindern genommen werden, die 30 kg und mehr wiegen. Jede Prämedikation hat, wenn sie wirkt, auch Nebenwirkungen. Wenn Sie den Sympathikus dämpfen und den peripheren Widerstand senken, dann haben Sie auch einen reflektorischen, tachykarden Effekt. Den haben Sie z. B. auch beim Dolantin. Die Kinder sind nach Chlorprothixengabe kreislaufinstabil, aber sie liegen ja im Bett. Aus praktischen Gründen geben wir den Kindern Truxal. Das ist die gleiche Substanz, aber sie schmeckt in dieser Zubereitung besser. Wir machen das seit vielen Jahren mit gutem Erfolg.

Kretz, Berlin: Die Kinder schlafen aber sehr lange, bis zu 8 h postoperativ.

Altemeyer, Ulm: Die Argumente hinsichtlich des Traumas durch eine i.v.-Punktion erstaunen mich immer wieder. Man kann auch bei Kindern intravenös einleiten; dies sollte man zumindest einmal erwähnen. Ich bin ganz sicher, daß die i.m.-Applikation von Methohexital weh tut. Bei manchen Kindern ist die rektale Applikation eines Medikaments als alternatives Einleitungsverfahren sinnvoll. Denken Sie aber immer daran, daß, wenn Sie eine wunderschöne Vene haben, die Einleitung mit einem Butterfly nicht traumatisierender als eine rektale Applikation ist. Die Kinderkliniken müßten ja voll sein von Barbaren, denn fast alle führen Punktionen ohne Narkose durch. Ich bin ein Anhänger der intravenösen Standardeinleitung. Man sollte den Assistenten das Venenpunktieren beibringen und nicht nach allen möglichen Körperöffnungen zur Narkoseeinleitung suchen.

Dennhardt, Berlin: Der Kompromiß ist vielleicht darin zu suchen, daß man die rektale Einleitung dazu benutzt, beim schlafenden Kind die Venen zu punktieren.

Kretz, Berlin: Es ist doch so, Herr Altemeyer, daß wir 20% Kinder haben, die die rektale Narkoseeinleitung kategorisch ablehnen, aber es ist genauso sicher, daß wir 95–100% Kinder haben, die die intravenöse oder intramuskuläre Prämedikation oder Narkoseeinleitung ablehnen.

Altemeyer, Ulm: Ich finde, die rektale Narkoseeinleitung ist eine Alternative, wenn bei ängstlichen Kindern die Mutter dabeisein muß, klassischer Muttertyp dazu: Lehrerin.

Dennhardt, Berlin: Es soll auch nicht von Herrn Kretz gesagt werden, daß wir hier bei allen Kindern auf diese Art und Weise einleiten, vielmehr ist es eine Methode, die neben den anderen Methoden Bestand haben kann.

Altemeyer, Ulm: Genauso sollte es sein. Wir müssen doch zur Narkose einen intravenösen Zugang schaffen, es darf keine Narkose ohne intravenösen Zugang geben.

Dennhardt, Berlin: Herr Kretz hat eine Zahl von 1240 rektalen Narkoseeinleitungen mit Methohexital bei einer Anzahl von etwa 6000 Anästhesien in 3 Jahren genannt.

Frage: Es werden ja große Mengen an Barbituraten appliziert. Wie machen Sie das bei ambulanten Kindern? Wann lassen Sie die Kinder nach Hause?

Kretz, Berlin: Wir haben die rektale Narkoseeinleitung auch schon bei ambulanten Kindern durchgeführt. Die ersten Studien von Frau Kraus waren sogar an ambulanten Kindern durchgeführt worden. Die Kinder werden 2 h, nachdem sie wach geworden sind, entlassen. Methohexital wird sehr rasch abgebaut und hat nur geringe Umverteilungseffekte.

Link, Berlin: Herr Kretz, ich möchte einmal etwas ganz Praktisches fragen: Wenn Sie eine rektale Narkoseeinleitung bei einer Herniotomie machen, dann brauchen Sie eigentlich einen zweiten Anästhesisten. Wenn Sie es allein machen, sinkt die Anästhesiekapazität um die Hälfte, weil ja die Narkoseeinleitung 10–20 min benötigt, danach muß der Patient lange überwacht werden. Das ist alles sehr personalintensiv und angesichts enger Stellenpläne könnte dies doch die Propagierung dieser Methode ein wenig behindern. Sehen Sie das auch so?

Kretz, Berlin: Das ist richtig, die Überwachung prä- und postoperativ muß sehr intensiv sein. Aber ich glaube, für die 6–8 min bei der Narkoseeinleitung kann man sich auch in einem kleinen Krankenhaus die Zeit nehmen. Für eine Maskennarkoseeinleitung braucht man meistens die gleiche Zeit. Wenn man nicht sofort eine Vene findet, kann die intravenöse Narkoseeinleitung auch sehr lange dauern.

Dennhardt, Berlin: Herr Kretz ist ja auch auf der Suche nach Alternativen. Das Etomidat wirkt ja in bestimmten Konzentrationen sehr viel rascher und kann dann evtl. als eine sehr kurzfristig wirkende rektale Narkoseeinleitung, die nur 2 min dauert, angesehen werden. Dann spielt dieses Problem Zeit keine Rolle.

Frage: Welche Erfahrungen haben Sie bei der oralen Applikation von Rohypnol bei Kindern gemacht?

Kretz, Berlin: Wir haben selbst keine eigenen Erfahrungen darüber, aber es gibt zahlreiche Literaturstellen, die belegen, daß, wenn Rohypnol in einem bestimmten Abstand präoperativ gegeben wird, ein ausreichender sedierender Effekt nachzuweisen ist.

Literatur

1. Ahn NC, Andersen GW, Thomson A, Valentin N (1981) Preanaesthetic medication with rectal diazepam in children. Acta Anaesth Scand 25:158–160
2. Barry CT, Lawson R, Davidson DGD (1967) Recovery after methohexitone and thiopentone. Anaesthesia 22/2:228–234
3. Bauer-Miettinen U, Horazdovsky-Nabak R (1975) Chlorprothixen als Prämedikation bei Kindern: Orale contra intramuskuläre Verabreichung. Anaesthesist 24:354–360
4. Biscoping J, Seidlmeyer E (1984) Vergleichende Untersuchung bei oraler und intramuskulärer Prämedikation von Kindern. Anaesth Intensivmed 8:296–300

5. Budd DC, Dornette WHL, Wright JF (1965) Methohexital for rectal basal narcosis. Anesth Anal 44/2:222
6. Doenicke A (1984) Verunsichert eine Cortisolstory die Anästhesisten? Anaesthesist 33/9:391
7. Goresky GV, Steward DJ (1979) Rectal methohexitone for induction of anaesthesia in children. Can Anaesth Soc J 26/3:213
8. Hjortsø E, Mondorf T (1982) Does oral premedication increase the risk of gastric aspiration? Acta Anaesth Scand 26:505–506
9. Idvall J, Holasek J, Stenberg P (1983) Rectal ketamin for induction of anaesthesia in children. Anaesthesia 38:60–64
10. Kraus G, Götz H (1981) Die rektale Narkoseeinleitung mit Methohexital bei Kindern im ambulanten Bereich. Vortrag (Abstractband ZAK, S 292); Berlin
11. Kretz FJ, Liegl M, Heinemeyer G, Eyrich K (1984) Die rektale Narkoseeinleitung bei Kleinkindern mit Diazepam und Midazolam. Vortrag DAK Wiesbaden. Anaesthesist 33/9:454
12. Kühn K, Hausdörfer J (1983) Rektale Narkoseeinleitung bei Kleinkindern. In: Kühn K, Hausdörfer J (Hrsg) Prämedikation im Kindesalter. Springer, Berlin Heidelberg New York
13. Langenstein I (1983) Fieberkrämpfe: Wandlung in der Bewertung. Dtsch Ärztebl 2:35
14. Lindahl S, Desson AK, Thomson D (1981) Rectal praemedication in children. Anaesthesia 36:376–379
15. Linton DM, Thornington RE (1983) Etomidate as a rectal induction agent. South Med J 64:309–310
16. Liu LMP, Goudsouzian NG, Liu PL (1980) Rectal methohexital in children, a dose-comparison-study. Anesthesiology 53:343–345
17. Mattila AK, Ruoppi MK, Ahlström-Beugs E, Larni HM, Pekkolo PO (1969) Diazepam in rectal solution as premedication in children with special reference to serum concentrations Anaesthesia 53:1269
18. Orallo MO, Eather KF (1965) Sodium methohexital as a rectal agent in pediatric anaesthesia Anesth Analg 44:97
19. Piepenbrock S, Piepenbrock H, Kretz FJ (1983) Orale Prämedikation mit Midazolam bei Kindern. Vortrag ZAK Zürich. Anaesthesist 32 [Suppl]:338
20. Risto H, Schmidt JF (1983) Peroral diazepam compared with parenteral morphin/scopolamin with regard to gastric content. Acta Anaesth Scand 27:165–166
21. Sueß H (1982) Alternative Prämedikation im Kindesalter: Die orale Applikation. Anaesth Intensivmed 23:144–147
22. Weinstein ML (1939) Rectal pentothal sodium. Anesth Analg 18:221

Pharmakokinetik von Barbituraten bei Kindern

G. Kraus, H. Schmitt, S. Frank und R. Knoll

Einleitung

Seit 1936 wird Thiopental, seit 1957 Methohexital in steigendem Maße zur Narkoseeinleitung verwendet. Jedoch erst in den letzten 15 Jahren ist es durch die verbesserten Untersuchungsmethoden gelungen, mit großer Genauigkeit Barbituratspiegel zu bestimmen und damit die Pharmakokinetik dieser Substanzen zu erhellen. Durch die Möglichkeit einer exakten Messung von Plasmabarbituratspiegeln auch in kleinen Proben und durch die Anwendung alternativer Barbituratapplikationen v. a. bei Kindern ist das Interesse an der Pharmakokinetik dieser Substanzen neu geweckt worden, wie zahlreiche Arbeiten besonders der letzten Jahre beweisen [8, 9, 10, 11, 12, 15, 16].

Thiopental

Rund 85% des injizierten Thiopentals werden an Proteine gebunden und stehen damit vorübergehend als pharmakologisch unwirksame Anteile des Wirkstoffs nicht zur Verfügung [3]. Üblicherweise kann beim Thiopental von einem Dreikompartimentmodell ausgegangen werden, wenn auch in der Literatur immer wieder bei einem kleinen Prozentsatz von Patienten ein Zweikompartimentmodell zugrundegelegt werden muß [8, 15]. Das zentrale Kompartiment entspricht dabei dem Blut- bzw. Plasmavolumen und höchstwahrscheinlich auch dem Gehirn, das in weniger als 1 min gleiche Barbituratspiegel wie das Blut aufweist. Das schnell erreichbare Kompartiment setzt sich aus den gut perfundierten Organen wie Herz und Nieren und evtl. Muskulatur zusammen, das schwer erreichbare Kompartiment besteht aus Haut- und v. a. Fettgewebe. Die Plasmakonzentrationskurve kann in 3 Abschnitte zerlegt werden, die den Halbwertszeiten der einzelnen Kompartimente entsprechen. Die schnelle Verteilungsphase hat eine Halbwertszeit von 2,8–6,8 min, die langsame Verteilungsphase eine Halbwertszeit von 48–59 min und die terminale Eliminationsphase eine Halbwertszeit von 5–11,5 h [5, 8, 13]. Thiopental wird ausschließlich in der Leber metabolisiert. Durch Desulfurierung entsteht zuerst Pentobarbital, ein wirksames Barbiturat, durch Seitenkettenoxidation kommt es dann zur Bildung wasserlöslicher Metaboliten und deren renaler Ausscheidung. Bei Erwachsenen ist die Leberextraktion von Thiopental im Blut niedrig und wird mit 10–30% angegeben [3, 8, 14, 16]. Das bedeutet, daß der Plasmaspiegelabfall in den ersten 15 min und damit das Erwachen aus der Narkose nach einmaliger

Dosis zu 85% durch Distribution in periphere Gewebe und nur zu 15% durch Metabolismus bedingt ist.

Die Clearance beträgt für Erwachsene etwa 3,5 ml/min/kg KG [8]. Weder Inhalationsnarkotika wie Lachgas und Enfluran noch der Streß durch eine Operation haben einen Einfluß auf Distribution und Clearance von Thiopental, was sich zwanglos aus der niedrigen Leberextraktionsrate erklären läßt [5]. Die klinische Erfahrung lehrt täglich, daß Kinder meist höhere Thiopentaldosen benötigen als Erwachsene. Coté et al. [4] haben in einer Studie an 53 Kindern von 5–15 Jahren eine adäquate Dosis von 5–6 mg/kg KG Thiopental ermittelt. Die einzige bisher bekannt gewordene Untersuchung über die Pharmakokinetik von Thiopental bei pädiatrischen Operationen wurde von Sorbo et al. an der Stanford Universität durchgeführt [15]. Sie bestimmten die Plasmaspiegel von 13 Patienten zwischen 5 Monaten und 13 Jahren nach Injektion von 4 mg Thiopental, errechneten die pharmakokinetischen Parameter und verglichen sie mit ihren Ergebnissen bei Erwachsenen. Bei gleichem Verteilungskoeffizienten des Steady state zeigte sich eine doppelt so große Clearance pro kg Körpergewicht und damit eine Eliminationshalbwertszeit, die nur etwa die Hälfte im Vergleich zu der bei Erwachsenen betrug. Die Clearance nahm innerhalb der Gruppe der Kinder mit steigendem Alter ab, die Eliminationshalbwertszeit dementsprechend zu.

Die Clearance von Medikamenten, die eine niedrige Leberextraktion aufweisen, ist einmal abhängig von dem ungebundenen Anteil der Substanz und in diesem Fall mit den Werten für Erwachsene identisch, zum anderen von der mikrosomalen Enzymaktivität der Leber. Die beobachtete größere Clearance von Thiopental bei Kindern ist wahrscheinlich durch die Fähigkeit der Leber bedingt, Thiopental in einem größeren Maß zu verstoffwechseln als bei Erwachsenen. Das Ende der Wirkung von Thiopental ist abhängig von Distribution und Metabolismus. Als Folgerung aus dieser Untersuchung ist bei Kindern nach einer Einzeldosis Thiopental mit einer etwas kürzeren Aufwachzeit zu rechnen. Nach größeren oder wiederholten Dosen von Thiopental dagegen werden durch den schnelleren Metabolismus deutlich kürzere Aufwachzeiten im Vergleich zu Erwachsenen zu erwarten sein.

Methohexital

Methohexital, das etwa 3mal stärker wirksam ist als Thiopental, zeichnet sich durch eine wesentlich kürzere Wirkungsdauer aus.

Durch seine hohe Lipidlöslichkeit bedingt, verläßt es die Blutbahn sehr rasch und verteilt sich v.a. in stark durchbluteten Organen wie Gehirn, Herz und Nieren. Dabei kann überwiegend ein Zweikompartimentmodell, in einigen Fällen auch ein Dreikompartimentmodell zugrundegelegt werden [8].

In der Vergleichsstudie von Hudson et al. zwischen Methohexital und Thiopental bei erwachsenen chirurgischen Patienten ergeben sich bemerkenswerte Übereinstimmungen in den zentralen und Steady-state-Verteilungsvolumina und den entsprechenden Halbwertszeiten [8].

Deutlich unterscheidet sich dagegen die Clearance: Sie beträgt beim Methohexital etwa das 3fache des Thiopentals. Die Eliminationshalbwertszeit des Methohexitals liegt bie 3,9 h im Gegensatz zu 11,6 h beim Thiopental. Breimer [2] hat in seiner Arbeit an gesunden Probanden nach ausschließlicher Anwendung von Methohexital eine Eliminationshalbwertszeit von sogar nur 1,5 h errechnet. Methohexital wird in kaum meßbaren Konzentrationen, nämlich unter 1%, als unverändertes Molekül ausgeschieden und unterliegt einer sehr schnellen Biotransformation in der Leber: Man nimmt für Methohexital eine Leberextraktion von rund 50% an [8]. Diese hohe Leberextraktionsrate ist aber die Ursache dafür, daß eine reduzierte Leberperfusion, z. B. durch Operation und zusätzliche Narkotika bedingt, einen relativ größeren Einfluß auf die Metabolisierung und damit die Clearance und die Eliminationshalbwertszeit nehmen kann. So lassen sich auch die schon erwähnten Differenzen bei der Angabe der Eliminationshalbwertszeit bei den gesunden Probanden von Breimer [2] und den chirurgischen Patienten von Hudson [8] erklären. Der Plasmaspiegelabfall nach einer einmaligen Injektion wird zu 65–70% durch Distribution des Methohexitals in periphere Gewebe und zu 30% durch Metabolismus angegeben [8].

In zunehmendem Maße wird Methohexital zur Narkoseeinleitung bei Kindern in unterschiedlicher Applikationsform angewendet [1, 7, 9, 10, 11]. Ziel einer Studie war es, die Pharmakokinetik von 2 mg/kg KG Methohexital intravenös bei Kindern zu untersuchen. Darüber hinaus wurde der zeitliche Verlauf der Plasmaspiegel nach einer Narkoseeinleitung mit 5 mg/kg KG Methohexital intramuskulär und 25 mg/kg KG Methohexital rektal unter klinischen Bedingungen bestimmt, denn trotz der klinisch guten Ergebnisse wurde immer wieder nach der Abbau- und Eliminationsfähigkeit des kindlichen Organismus nach diesen relativ hohen Dosierungen gefragt.

Abbildung 1 zeigt unsere gemessenen Plasmakonzentrationswerte und die hierzu vom Computer errechnete Kurve eines Kindes nach intravenöser Appli-

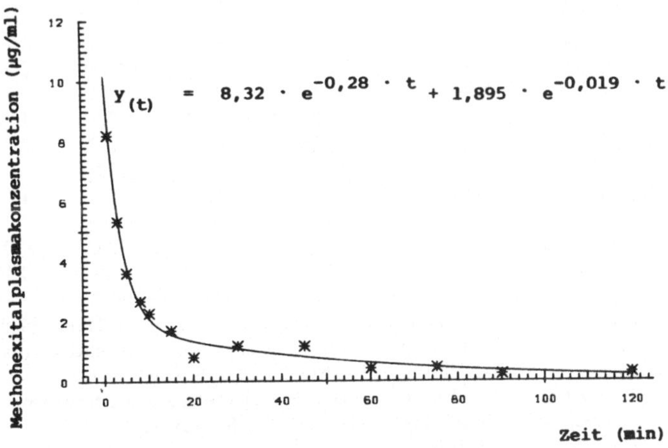

Abb. 1. Zeitlicher Verlauf der Plasmakonzentrationen und der daraus errechneten Kurve $v_{(t)} = A \cdot e^{-\alpha t} + \beta \cdot c^{-\beta t}$ nach 2 mg/kg KG Methohexital intravenös

kation von 2 mg/kg KG Methohexital. Dabei spricht die gute Übereinstimmung zwischen den beobachteten Meßwerten und der berechneten Funktion für die Gültigkeit des offenen Zweikompartimentmodells. Aus den individuell errechneten Parametern A, B, α und β wurden die Halbwertszeit, das initiale Verteilungsvolumen, das Steady-state-Verteilungsvolumen, die entsprechenden Verteilungskoeffizienten, die Clearance sowie die Koeffizienten K_{12}, K_{21} und K_{13} berechnet und mit den Daten aus der Studie von Breimer verglichen (Tabelle 1) [2]. Auffällig ist hier die schon von Breimer berichtete interindividuelle Variabilität der einzelnen pharmakokinetischen Parameter. Breimer untersuchte unter streng standardisierten Voraussetzungen gesunde Versuchspersonen nach ausschließlicher Anwendung von Methohexital. Unsere Ergebnisse aber wurden unter klinischen Bedingungen an Kindern gewonnen. So tragen sicherlich die präoperative Flüssigkeitskarenz, Streßfaktoren im Sinne von Operationsangst, Volumenänderungen aufgrund des Zusatzes von Inhalationsnarkotika oder Muskelrelaxanzien sowie durch deren mögliche Beeinflussung des Metabolismus zu den Schwankungsbreiten der erzielten pharmakokinetischen Parameter bei. Bei annähernd gleichen Verteilungsvolumina fällt bei den Kindern eine deutlich kürzere Halbwertszeit der β-Phase mit Werten zwischen 32 und

Tabelle 1. Berechnete Parameter unter Zugrundelegung eines offenen Zweikompartimentmodelles und errechnete pharmakokinetische Daten des Methohexitals nach intravenöser Injektion von 2 mg/kg KG bei Kindern im Vergleich mit Erwachsenen

Kind	1	2	3	4	Werte n. Breimer [2]
A [mg/l]	3,66	12,93	8,32	9,65	6,67–10,7
B [mg/l]	1,160	1,117	1,895	1,175	0,74–1,38
α [min^{-1}]	0,209	1,041	0,280	0,42	0,099–0,139
β [min^{-1}]	0,022	0,022	0,019	0,015	0,00552–0,00990
Alter (Jahre)	5	5	6	4	23–27
Gewicht [kg]	17	22	22	16	55–81
Dosis [mg][a]	32,2	41,4	41,4	27,6	152–204
Halbwertszeit der β-Phase [min]	31,5	31,5	36,5	46,2	70–125
V_c [l]	6,753	2,947	4,059	2,34	—
$V_c/kg\ KG$ [l/kg KG]	0,397	0,134	0,184	0,146	0,23–0,35
V_{dss} [l]	16,302	24,049	13,257	13,038	—
$V_{dss}/kg\ KG$ [l/kg KG]	0,959	1,093	0,603	0,815	0,87–1,30
Cl_{tot} [ml/min]	460	655	321	250	657–999
$Cl_{tot}/kg\ KG$ [ml/min·kg KG)	27	29	15	16	9,35–14,93
K_{12} [min^{-1}]	0,095	0,737	0,153	0,269	0,049–0,072
K_{21} [min^{-1}]	0,067	0,103	0,067	0,059	0,012–0,029
K_{13} [min^{-1}]	0,068	0,222	0,079	0,107	—

[a] Dosis: 2 mg Natriumsalz entsprechen 1,84 mg freier Säure.
V_c Verteilungsvolumen des zentralen Kompartiments
V_{dss} Verteilungsvolumen des Steady state
$V_c/kg\ KG$ Verteilungskoeffizient des zentralen Kompartiments
$V_{dss}/kg\ KG$ Verteilungskoeffizient des Steady state
Cl_{tot} Clearance
K_{12}, K_{21} Geschwindigkeitskonstanten
K_{13} Eliminationskonstante

35 min im Gegensatz zu 70–125 min bei Breimer auf. Dementsprechend hoch liegt die Clearance mit 15–29 ml/min/kg KG im Gegensatz zu 9–15 ml/min/kg KG bei Breimer. Neben der unterschiedlichen Versuchsanordnung kommen der bei Kindern höhere Metabolismus, die größere Organperfusion sowie auch die großen Unterschiede im Gesamtkörperwasseranteil und im Verhältnis von intra- und extrazellulärem Flüssigkeitsanteil im Vergleich mit Erwachsenen ursächlich in Frage.

Nach intramuskulärer Applikation von 5 mg/kg KG Methohexital bei 10 Kindern ist der Gipfel der Plasmakonzentrationskurven relativ breit (Abb. 2). Zwischen der 15. und 30. Minute liegen die Maximalwerte im Mittel bei 2,6 µg/ml. Nach 120 min fallen die Plasmakonzentrationen auf 1,03 µg/ml ab. Wie zu erwarten, streuen die Plasmakonzentrationen nach intramuskulärer Applikation relativ stark. Obschon wir uns aufgrund der Gewichtsgrenze von 25 kg Körpergewicht auf maximal 2,5 ml Injektionsvolumen beschränken konnten, ist die anfangs sicher nicht gleichförmige Resorption des Methohexitals aus dem Interstitium des Muskelgewebes abhängig von der Muskeldurchblutung, der Temperatur und dem aktuellen Flüssigkeitshaushalt des Kindes.

Nach rektaler Applikation von 25 mg/kg KG Methohexital liegt der Gipfel der Plasmamethohexitalkonzentration zwischen der 7. und 15. Minute in einem Mittelwert von 2,76 µg/ml (Abb. 3). Nach 2 h ist die Plasmakonzentration auf 0,57 µg/ml abgefallen, die mittleren Plasmamethohexitalspiegelkurven nach rektaler Applikation und nach intramuskulärer Injektion verlaufen demnach relativ ähnlich (Abb. 4). In Abhängigkeit von den Resorptionsverhältnissen im

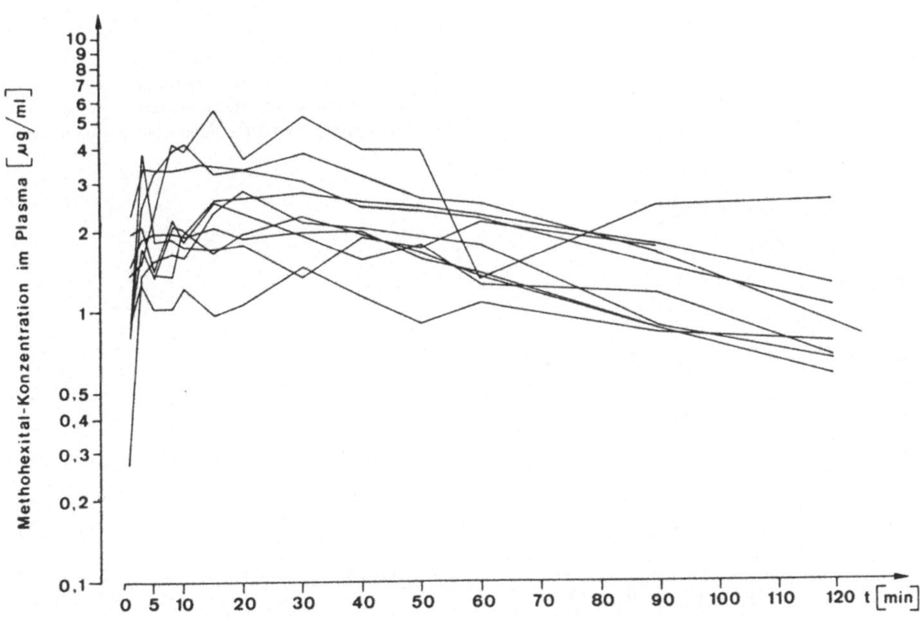

Abb. 2. Individuelle Plasmakonzentrationsverläufe nach intramuskulärer Gabe von 5 mg/kg KG Methohexital (n = 10)

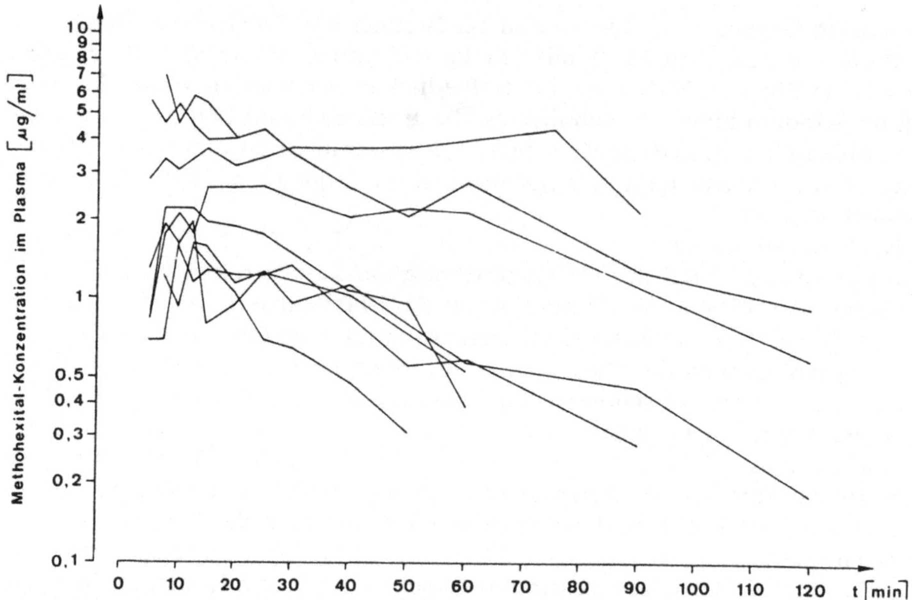

Abb. 3. Individuelle Plasmakonzentrationsverläufe nach rektaler Gabe von 25 mg/kg KG Methohexital (n = 10)

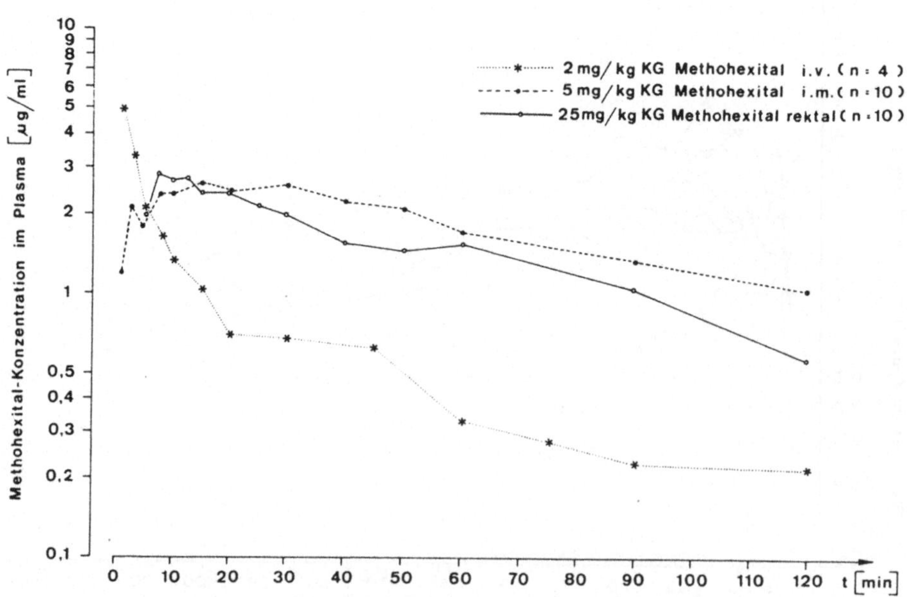

Abb. 4. Mittelwertskurven nach intravenöser, intramuskulärer und rektaler Applikation von Methohexital in halblogarithmischer Darstellung

Rektum bestehen große individuelle Unterschiede. Der klinischen Erfahrung und Literaturangaben zufolge muß bei dieser Methode mit 10% Versagern gerechnet werden [7, 9, 11].

Die klinisch imponierende Ähnlichkeit der Einschlafphase nach 5 mg/kg KG Methohexital intramuskulär und 25 mg/kg KG rektal wird durch den Plasmakonzentrationskurvenverlauf und den Flächenvergleich unter diesen Kurven belegt. In arithmetischer Darstellung nämlich ergibt die Fläche unter den Kurven das Maß an biologisch verfügbarer Methohexitalsubstanz und die Resorption wird durch den einfachen Vergleich dieser Flächen mittels der Papiergewichte bestimmt. Setzt man die intravenöse Menge als 100%ig biologisch verfügbar an, so zeigt sich, nach Extrapolation auf identische Dosen, bei der intramuskulären Gabe eine ebenfalls 100%ige Bioverfügbarkeit. Für die rektale Applikation dagegen wurde eine Bioverfügbarkeit von 8–32%, im Mittel 17% im venösen Blut nach Leberpassage errechnet. Für unser Kollektiv läßt sich daraus ableiten, daß 5 mg/kg KG Methohexital intramuskulär einer rektalen Applikation von rund 30 mg/kg KG äquivalent sind. Inwieweit die nur 17%ige Resorption des Methohexitals nach rektaler Applikation auf eine nicht vollständige Resorption oder auf den großen First-pass-Effekt des Methohexitals in der Leber zurückzuführen ist, kann hier nicht entschieden werden [6]. Trotz der vielfach höheren Dosis bei rektaler oder intramuskulärer Applikation kommt es in keinem Fall zu Plasmaspiegeln im Bereich der höchsten intravenös gemessenen Konzentrationen. Die Maximalwerte betragen sogar nur etwa die Hälfte der intravenösen Maximalwerte. In der Regel ist nach 10 bzw. 15 min der graduelle Anstieg zum Maximum erreicht, der für kleinere diagnostische oder operative Eingriffe ausreicht, und ein Abfall findet statt.

Zusammenfassend läßt sich feststellen:

1. Beim Kind folgt der Plasmamethohexitalkonzentrationsverlauf nach intravenöser Gabe von 2 mg/kg KG einem offenen Zweikompartimentmodell. Trotz großer interindividueller Unterschiede ist die Halbwertszeit der β-Phase gegenüber Erwachsenen kürzer, die Clearance pro kg KG größer.
2. Nach intramuskulärer Applikation von 5 mg/kg KG Methohexital sowie nach rektaler Applikation von 25 mg/kg KG kommt es zu einer breiten Streuung der Plasmakonzentrationen, die, wie aus der Literatur bekannt, bei 80 bzw. 90% der Patienten zu schlafinduzierenden Methohexitalspiegeln führen.
3. 5 mg/kg KG Methohexital hat, intramuskulär gegeben, eine Bioverfügbarkeit von 100%, während die rektale Applikation von 25 mg/kg KG im Mittel zu 17% biologisch verfügbar ist.
4. Trotz der individuellen Streuung der Plasmamethohexitalkonzentrationen nach rektaler und intramuskulärer Applikation kann im Hinblick auf die Pharmakokinetik davon ausgegangen werden, daß die Kinder über eine suffiziente Elimination des Methohexitals bei den beobachteten Plasmaspiegeln verfügen. Somit können unter Berücksichtigung der Kontraindikationen die schonenderen Narkoseeinleitungsverfahren wie z. B. die rektale Applikation zur Anwendung gelangen, ohne ein unkalkulierbares Sicherheitsrisiko eingehen zu müssen.

Diskussion

Dennhardt, Berlin: Vielen Dank, Frau Kraus, für diese schönen Ausführungen, ich möchte gleich die Diskussion eröffnen.

Simgen, Berlin: Ich habe eine Sache nicht ganz richtig verstanden: Wo ist denn der First-pass-Effekt bei der rektalen Applikation?

Kraus, Erlangen: Der First-pass-Effekt ist, wie ich gezeigt habe, dadurch bedingt, daß bei zu hoher Applikation Methohexital über die Pfortader in die Leber transportiert wird und dort bereits 50% des Methohexitals abgebaut werden. Das ist eine Unsicherheit in der Applikation. Außerdem gibt es ja auch oft Anastomosen, über die eine Resorption erfolgen kann.

Dennhardt, Berlin: Daraus ist auch sicher die große Variationsbreite zu erklären.

Frage: Haben Sie die Thiopentalspiegel auch am ersten und zweiten postoperativen Tag bei den Kindern gemessen? Sie haben eine Halbwertszeit zwischen 6 und 11 h angegeben. Um den Spiegel wieder auf 0 abzubauen, brauchen Sie 6 Halbwertszeiten.

Kraus, Erlangen: Ich habe die Angaben über das Thiopental der Literatur entnommen, und es zeigt sich, daß - wie beim Erwachsenen nachgewiesen wurde - die Halbwertszeit des Thiopentals länger wird, wenn man den Thiopentalspiegel länger mißt. Dies erklärt den großen Unterschied bei den Angaben von 6-11 h. Die Aussage 11 h resultiert aus einer Arbeit, bei der Plasmathiopentalspiegel über 4 Tage gemesen wurden.

Literatur

1. Bauer-Miettinen U, Palas T (1980) Narkoseeinleitung bei Kindern durch intramuskuläre Verabreichung von Methohexital. Anasth Intensivther Notfallmed 15:237
2. Breimer DD (1976) Pharmacokinetics of methohexital following intravenous infusion in humans. Br J Anaesth 48:643
3. Burch PG, Stanski DR (1983) The role of metabolism and protein binding in thiopental anesthesia. Anesthesiology 58:146
4. Coté CJ, Goudsouzian NG, Liu LMP, Dedrick DF, Rosow CE (1981) The dose response of intravenous thiopental for the induction of children in unpremedicated children. Anesthesiology 55:703
5. Ghoneim MM, Hammer MJ von (1978) Pharmacokinetics of thiopentone: Effects of enflurane and nitrous oxide anaesthesia and surgery. Br J Anaesth 50:1237
6. Gibaldi M, Boyes RN, Feldman S (1971) Influences of firstpass effect on availability of drugs on oral administration. J Pharm Sci 60:1338
7. Goresky GV, Steward DJ (1979) Rectal methohexitone for induction of anaesthesia in children. Can Anaesth Soc J 26:213
8. Hudson RJ, Stanski DR, Burch PG (1983) Pharmacokinetics of methohexital and thiopental in surgical patients. Anesthesiology 59:215
9. Kraus G, Taeger K (1982) Methohexital zur rektalen Narkoseeinleitung bei Kindern. Anästh Intensivther Notfallmed 17:285

10. Kraus G, Frank S, Knoll R, Prestele H (1984) Pharmakokinetische Untersuchungen nach intravenöser, intramuskulärer und rektaler Applikation von Methohexital bei Kindern. Anaesthesist 33:266
11. Liu LMP, Goudsouzian NG, Liu PL (1980) Rectal methohexital premedication in children, a dose-comparison study. Anesthesiology 53:343
12. Liu LMP, Gaudreault P, Friedman PA, Goudsouzian NG, Liu PL (1983) Pharmacokinetics of rectal methohexital in children. Anesthesiology 59:450
13. Morgan DJ, Blackmann GL, Paull JD, Wolf LJ (1981) Pharmacokinetics and plasma binding of thiopental I: Studies in surgical patients. Anesthesiology 54:468
14. Saidman LJ, Eger EJ (1966) The effect of thiopental metabolism on duration of anesthesia. Anesthesiology 27:118
15. Sorbo S, Hudson RJ, Loomis JC (1983) Pharmacokinetics of thiopental in pediatric surgical patients. Anesthesiology 59:449
16. Tanner GE (1983) Concepts of thiopental distribution and metabolism, old and new. Anesthesiology 59:484

Sedierung von Kleinkindern zum Verbandswechsel und zur Untersuchung im stationären Bereich

K. Pankrath

Unter welchen Voraussetzungen bestimmte ärztliche Maßnahmen durchführbar sind, hängt von mehreren Faktoren ab: Die wichtigsten sind die Art des Eingriffes und die Kooperation des Patienten.

Eine besonders problematische Gruppe sind Kleinkinder und Säuglinge, da von ihnen weder Erklärungen angenommen werden, noch Einsicht gezeigt wird. Ganz einfache Vorgänge wie Fädenziehen können eine Narkose notwendig machen, wobei v.a. die Ruhigstellung erwünscht und Analgesie oder Amnesie nicht immer erforderlich ist. Natürlich ist es für den Operateur am günstigsten, wenn der Patient narkotisiert ist. Berücksichtigt werden muß jedoch das Risiko jeder Narkose und nicht zuletzt der erhebliche personelle Aufwand sowie das Einhalten einer Nahrungskarenz des Patienten.

Im Laufe jahrelanger kinderchirurgischer Stationsarbeit sind verschiedene Wege beschritten worden zwischen den Extremen, eine ärztliche Behandlung ohne pharmakologische Hilfsmittel durchzuführen, und der Allgemeinnarkose.

Zur Sedierung verabfolgten wir u.a. Phenobarbital oral oder i.m., Chloralhydrat rektal, Diazepam rektal.

Mußten z.B. bei Verbrennungen täglich Verbandswechsel vorgenommen werden, so haben wir die Ketaminnarkose zu Hilfe genommen.

Nachteile waren bei der Sedierung die teilweise zu lange Wirkungsdauer, so daß die Kinder mit der Nahrungsaufnahme in Verzug geraten sind, und eine große Schwankung der Wirkung mit Versagern.

Methode

In einer prospektiven Studie (77 Anwendungen bei 49 Kindern) haben wir die Wirkung von Midazolam (0,5 mg/kg KG, rektal appliziert) in folgenden Situationen untersucht:

Schmerzhafte Eingriffe:

- Verbandswechsel: nach Verbrennung,
nach Harnröhrenplastik,
im Gesicht nach Hundebiß;
- Anlage und Entfernung einer Heftpflasterextension bei Femurfrakturen,
- Abszeßspaltung am Hals, Unterkiefer, in der Leiste, glutäal und perineal,
- Bougierung des Ösophagus und Anorektums,
- Thoraxdrainentfernung.

Schmerzarme Eingriffe:

- Fäden ziehen (auch an empfindlichen Stellen, z. B. Oberlid),
- Eingriffe in Lokalanästhesie (z. B. bei Panaritium, Venae sectio),
- Laserbestrahlung bei Hämangiom im Gesicht,
- Diagnostik: Abdomenpalpation, Sonographie des Abdomens und des Halses,
  urologische Röntgen- und Szintigraphieuntersuchungen

Die Altersverteilung konzentrierte sich auf Kleinkinder, jedoch wurden auch Schulkinder behandelt.

Die Kinder erhielten 0,5 mg/kg KG Midazolam unverdünnt mit der Spritze rektal. Nach 15 min zeigten alle Kinder eine Wirkung, die v. a. mit Teilnahmslosigkeit und Willenlosigkeit charakterisiert werden kann. Die Kinder bleiben wach, bewegen sich aber nicht spontan. Die Koordination ist eingeschränkt, so daß am besten eine liegende Position einzunehmen ist. Die Augenmotorik entgleist, und es kommt zu Doppelbildern. In dieser Phase befinden sich die Kinder in einer euphorischen Gemütslage mit Logorrhö und leicht stimulierbarer Albernheit. Manche haben Halluzinationen in Form von Mäusen oder Hubschraubern.

Nach vollständigem Wirkungseintritt, also nach etwa 15 min, kann mit den geplanten Manipulationen begonnen werden.

Ein großes Problem sind Kinder nach Verbrennungen, bei denen auf der Station täglich ein Verbandswechsel mit Bad notwendig ist. Sie sind durch ihre Verletzung traumatisiert und verängstigt, so daß ein reines Analgetikum nicht ausreichend ist. Unter Midazolamwirkung und beruhigender Zusprache auch durch Angehörige ließen die Patienten sich alle nötigen Maßnahmen bereitwillig gefallen. Auch aktive Mitarbeit wurde beobachtet. Zwar kam es manchmal zu verbalen Unmutsäußerungen, doch bestand meist eine anterograde Amnesie. Die Kinder können sich deshalb an etwaige Mißempfindungen nicht erinnern und äußern spontan den Wunsch, unter gleichen Bedingungen wieder behandelt zu werden. Wer Verbennungskinder kennt, weiß, wie diese nach solchen Prozeduren zunehmend verängstigt werden. Bei der beschriebenen Vorgehensweise konnten wir das nicht beobachten. In der Regel war die Wirkung nach 1 h abgeklungen. Die notwendige kalorienreiche Ernährung ist weder durch eine Nahrungskarenz vorher, noch durch Schläfrigkeit hinterher beeinträchtigt.

Ebenso wie die Versorgung von Verbrennungskindern haben wir auch die Behandlung von Abszessen vorgenommen. Dabei ist einerseits Stillhalten nötig, andererseits ist die schmerzhafte Phase sehr kurz. Während dieser haben die Kinder z. T. etwas gezetert, doch gab es keine motorischen Abwehrreaktionen.

Neben dem schmerzhaften Eingriff besteht die zweite wichtige Indikation bei schmerzarmen oder schmerzfreien Maßnahmen, bei denen Kooperation der Patienten notwendig ist.

Sehr kleine Kinder und auch solche, die durch eine längere Krankengeschichte sehr verängstigt sind, kann man oft trotz intensiven Zuspruchs von der

Harmlosigkeit geplanter Maßnahmen nicht überzeugen. Sie sind daher nicht zum Stillhalten bereit.

Auch in diesen Fällen, bei denen sonst eine Narkose notwendig wäre, haben wir diese Sedierung angewandt.

Grenzen der Methode

Die Grenzen der Methode haben wir bei 3 Kindern kennengelernt.

Der geplante Eingriff darf nicht zu schmerzhaft sein: Eine perianale Fistel bei einem etwa 10jährigen Jungen ließ sich auf diese Weise nicht versorgen.

Der Eingriff sollte nicht länger als 15 min dauern: Die Entfernung von multiplen Mollusca contagiosa bei einem 5jährigen Jungen dauerte zu lange. Gerade dieses Kind hatte keine Amnesie.

Bei besonders stigmatisierten und an Medikamente adaptierten Kindern kann die Methode versagen: Ein 5jähriger Junge mit schweren Harntraktfehlbildungen und zahlreichen Voroperationen ließ sich nur mit Festhalten Fäden am Perineum ziehen.

Zusammenfassung

Die rektale Anwendung von Midazolam ermöglicht, viele Manipulationen ohne Narkose durchzuführen. Die Methode stellt eine echte Bereicherung des Behandlungsspektrums bei Eingriffen dar und ist ein Beitrag zum humanen Krankenhaus für Kinder.

Diskussion

Dennhardt, Berlin: Vielen Dank, Herr Pankrath, für Ihre Ausführungen. Ich bitte um Diskussionsbemerkungen.

Eyrich, Berlin: Ich habe dazu eine Frage: Habe ich Sie richtig verstanden, daß Sie Abszesse nach Applikation von Midazolam spalteten? Abszesse am Unterkiefer und am Hals ohne Narkose zu spalten, ist doch sicher eine nicht ungefährliche Angelegenheit?

Pankrath, Berlin: Ich habe alle Eingriffe selbst vorgenommen, es besteht also Kontinuität in der Aussage und Beurteilung. Man kann nicht jeden Abszeß damit behandeln. Es sind v. a. die Formen, bei denen eine Hautrötung da ist, der Abszeß schon weit fortgeschritten und praktisch nur noch eine dünne Membran zu durchstechen ist. Da reicht wirklich nur eine kurze Inzision, die nicht mehr so schmerzhaft ist, weil die Haut über dem Abszeß keine intakten Schmerzrezeptoren hat.

Eyrich, Berlin: Also unmittelbar vor der Perforation?

Pankrath, Berlin: Das kann man sagen. Es handelt sich also nur um Fälle, bei denen der Schmerz extrem kurz ist und eine Narkose für das Kind zu aufwendig erscheint.

Dennhardt, Berlin: Und trotzdem wundert es mich, daß Sie das Wort human gebraucht haben und dem Schmerz keine so wesentliche Bedeutung zumessen und statt dessen mit der hypnotischen Wirkung alles überspielen.

Altemeyer, Ulm: Ich glaube, es ist nicht gut, daß Sie einen Patienten sedieren und nicht analgesieren, wenn Sie ihm Schmerzen zufügen. Meist verhindern Sie nur seine Reaktion, mit der er seinen Schmerz kundtut. Dehydrobenzperidol ist ein klassisches Beispiel dafür. Ich bin etwas skeptisch bei Benzodiazepinen im Kleinkindesalter. Es gibt sehr häufig - wie bei alten Leuten auch - paradoxe Reaktionen. Es kommt doch oft vor, daß sie nicht nur eine sedierende, sondern eine exzitierende Wirkung erzielen. Ich bin beim Gebrauch von Benzodiazepinen bei Kindern unter 5 oder 6 Jahren immer sehr zurückhaltend.

Pankrath, Berlin: Bei Kleinkindern kann ich eben gerade bestätigen, daß Midazolam eine ausgesprochen günstige Wirkung hat. Das einzige, was evtl. auffällig ist, ist die geschilderte Albernheit. Sie tritt v.a. nach Stimulation auf. Wenn man die Kinder in Ruhe läßt, agieren sie wenig.

Schäffer, Hannover: Herr Pankrath, eine kurze Frage: Würden Sie für die gleichen als schmerzhaft empfundenen Eingriffe auch in der Erwachsenenanästhesie keinen Anästhesisten anfordern?

Pankrath, Berlin: Ja, das kann ich nur bejahen; und zwar dann, wenn der Eingriff selbst kurz und wenig schmerzhaft ist, z.B. eine Bougierung am Ösophagus. Die Alternative ist die Intubationsnarkose. Wenn man ein Kind nach einer Ösophagusatresie bougieren muß, dann ist der Aufwand doch sicher zu groß, jedesmal eine Intubationsnarkose durchzuführen.

Eyrich, Berlin: Man sollte an eines erinnern: Früher gab es ja ähnliche Untersuchungen, wo auch verschiedene Operateure sehr mutig waren. Der statistischen Wahrscheinlichkeit nach passiert irgendwann einmal etwas, und dann greifen Sie wieder auf den Anästhesisten zurück. Auf diese Weise ist der Anästhesist einmal entstanden. Ich warne vor zuviel Mut!

Frage: Ich möchte Ihnen das gleiche sagen. Gerade Ösophagusbougierungen sind ja sehr schmerzhaft, so daß Sie es selbst bei einer Narkose merken, wenn diese nicht tief genug ist. Deshalb kann ich eigentlich nicht verstehen, daß man auf diese Art und Weise praktiziert. Ich würde das ebenfalls ablehnen. Zudem muß diese Bougierung 20- bis 30mal durchgeführt werden.

Dennhardt, Berlin: Ich glaube, daß vom pathophysiologischen Standpunkt aus diese Argumentation absolut stichhaltig ist. Wir betrügen hier durch unsere Hypnotika des Organismus. Ob das gut ist, wage ich zu bezweifeln.

Kretz, Berlin: Aus den Ergebnissen von Herrn Pankrath sollte man nur schließen, daß Midazolam nur anzuwenden ist bei nicht schmerzhaften Eingriffen. Vielleicht gibt es in Zukunft auch einmal ein Benzodiazepin, das mit Opiatrezeptoren reagiert, dann erübrigt sich diese Diskussion.

Anästhesierelevante Probleme im Neugeborenen- und Säuglingsalter

L. Hannemann

Die Säuglingssterblichkeit ist in den ersten Lebenswochen am größten und hat ihren Häufigkeitsgipfel in den ersten 24 h post partum. Eine bessere Kenntnis der Pathophysiologie der Erkrankungen des Neugeborenen und ein umfassendes Verständnis der Physiologie der Adaptation an das extrauterine Leben haben neben dem Einsatz neuer technischer Möglichkeiten ein deutliches Absinken der Säuglingssterblichkeit bewirkt.

Zur Sicherung des Überlebens ist für ein Neugeborenes der korrekte Ablauf folgender Adaptationsmechanismen notwendig:

1. Die Lunge muß sich ausreichend entfalten, damit eine adäquate funktionelle Residualkapazität aufgebaut werden kann, die Atemtätigkeit muß suffizient einsetzen, die Absorption der fetalen Lungenflüssigkeit über die lymphatischen Gefäße hat zu erfolgen.

Die Lunge des Neugeborenen weist eine reduzierte Compliance und schmale Luftwege auf, ferner eine reduzierte Alveolarzahl und Unreife der Alveolen. Beim Neugeborenen ist die funktionelle Residualkapazität kleiner als die Verschlußkapazität, was die Atelektasenbildung zusätzlich begünstigt. Die Sauerstoffaufnahme des Neugeborenen ist mit 6 ml/min/kg KG doppelt so groß wie beim Erwachsenen. Das Frühgeborene ist prädestiniert für die Entwicklung eines IRDS (Surfactantmangel).

2. Es erfolgt die Umstellung der fetalen Hämodynamik auf die Hämodynamik post partum. Die fetale Hämodynamik weist einen parallel geschalteten Lungen- und Systemkreislauf auf und ist charakterisiert durch einen hohen pulmonalen Gefäßwiderstand und einen niedrigen Systemwiderstand (Plazenta). Rechts-links-Shunts liegen vor durch das offene Foramen ovale und den Ductus arteriosus Botalli.

Mit Beginn der Spontanatmung post partum nehmen der pulmonale Gefäßwiderstand ab und der pulmonale Blutfluß zu. Durch Ansteigen des Blutflusses und des Drucks im linken Atrium wird das Foramen ovale funktionell verschlossen (der anatomische Verschluß erfolgt im 3. Lebensmonat bis zum 1. Lebensjahr). Der Ductus arteriosus wird durch die angestiegene O_2-Spannung im arteriellen Blut konstringiert, der funktionelle Verschluß erfolgt 10–15 h nach der Geburt, der anatomische Verschluß im Alter von 4–6 Wochen. Damit sind Lungen- und Systemkreislauf in Serie geschaltet. Das normale Shuntvolumen beträgt zum Zeitpunkt der Geburt 20% des HZV, beim Vorliegen schwerwiegender Herzvitien steigt es bis auf 40–50% des HZV an.

Tabelle 1. Normalwerte der Blutgase (in Klammern: Streuungen)

	1 h	24 h	1–24 Monate
Arterieller pH	7,33	7,37 (0,03)	7,40 (0,03)
p_aCO_2 [mm Hg]	36 (4)	33 (3)	34 (4)
Base excess [mmol/l]	-6,0 (1)	-5,0 (1)	-3,0 (3)
p_aO_2 ($F_IO_2 = 0{,}21$) [mm Hg]	63 (11)	73 (10)	—
Hämatokrit [Vol.-%]	54 (5)	55 (7)	35 (2,5)

Die labile Phase der Umstellung der Hämodynamik zum Zeitpunkt der Geburt kann jederzeit alteriert werden: Besonders bei Frühgeburten führen Hypoxie, Hypercarbie und metabolische Azidose zu einem Persistieren bzw. erneuten Auftreten der fetalen Hämodynamik mit entsprechenden Shuntvolumina.

3. Es erfolgt die Erholung von dem geburtsbedingten, physischen Streß, erkennbar an der Normalisierung des arteriellen pH, p_aCO_2 und des Basendefizites. Außerdem beginnen der aerobe Laktatabbau sowie die Verbesserung der O_2-Aufnahme und des O_2-Transportes, bis ein p_aO_2 von wenigstens 55 mm Hg (7,35 kPa) oder mehr erreicht ist (Tabelle 1).

4. Das Neugeborene muß eine Kerntemperatur von etwa 37 °C aufrechterhalten. Dies erfordert eine Erhöhung des O_2-Verbrauchs (Steigerung der Stoffwechselrate) direkt proportional zum Temperaturgradienten zwischen Haut und unmittelbarer Umgebung. Bei neutralem Thermalzustand, d.h. einer Umgebungstemperatur von mindestens 32–34 °C, einer abdominellen Hauttemperatur von 36 °C und einer rektalen Temperatur von 37 °C ist der O_2-Bedarf zur Erhaltung der Temperatur am geringsten.

5. Das Einsetzen der Nierenfunktion und die Erstellung eines Flüssigkeitsgleichgewichtes müssen erfolgen. Die Neugeborenenniere kann weder konzentrieren, noch bei Flüssigkeitsbelastung adäquat vermehrt ausscheiden, sie verliert obligat Natriumionen. Große Moleküle (Penizillin) können nur begrenzt ausgeschieden werden. Eine Anurie in den ersten 48 Lebensstunden kann physiologisch sein. Im Alter von einem Monat ist die Niere zu 80–90% ausgereift.

6. Die Bereitstellung von adäquaten Energiesubstratspiegeln zur Sicherung der Stoffwechselerfordernisse muß erfolgen. Besonders untergewichtige Säuglinge und Frühgeborene sind durch begrenzte Leberglykogenreserven für Hypoglykämien prädisponiert. Begünstigende Faktoren sind Diabetes mellitus der Mutter, Hypothermie, Anoxie/Azidose und IRDS. Hypoglykämie liegt beim Neugeborenen bei einem Serumglukosespiegel von 40 mg/dl, beim Frühgeborenen bei einem Serumglukosespiegel von 20 mg/dl vor.

Um die Adaption eines Neugeborenen zu beurteilen, ist neben dem Apgar-Index die Erhebung einer Reihe von Befunden notwendig. Der Vergleich des Gestationsalters mit dem Geburtsgewicht erlaubt die rasche Identifikation des untergewichtigen Neugeborenen. Untergewichtige Neugeborene sind häufig Träger einer intrauterinen Infektion. Sie weisen öfter angeborene Fehlbildungen einschließlich Herzvitien auf. Die Beurteilung der Lungenfunktion erfolgt mittels physikalischer Untersuchung, ggf. Thoraxröntgen und Bestimmung der arteriellen Blutgase bei bekannter inspiratorischer F_IO_2. Das normale Neugeborene hat folgende physiologische Parameter:

Herz-Kreislauf-System:

- Hämatokrit 55%,
- Systolischer Blutdruck 80 mm Hg,
- Herzfrequenz 120–160/min.

Atmung:

- Atemfrequenz 30–40/min,
- O_2-Verbrauch 6 ml/min/kg KG,
- Arterieller pO_2 60–70 mm Hg (8–9,3 kpa).

Zur Beurteilung der Kreislauffunktion ist die Bestimmung der Herzfrequenz, des systemarteriellen Drucks, des Harnvolumens, des Hämatokrits und die Beurteilung der Herztöne notwendig. Liegt ein pathologisches Herzgeräusch vor und ist es von der Dringlichkeit des chirurgischen Eingriffs her vertretbar, sollten präoperativ ein EKG und Thoraxröntgen in vier Ebenen mit Bariumschluck bzw. eine echokardiographische Untersuchung erfolgen zur Diagnose und Quantifizierung der hämodynamischen Störung eines Vitium cordis. Eine Bradykardie ist bei einem Neugeborenen immer behandlungsbedürftig (6–10 µg/kg KG Atropin i.v.), da entsprechend der geringen Compliance und dem geringen Schlagvolumen des Neugeborenenmyocards ein ausreichendes Herzzeitvolumen frequenzabhängig ist.

Beim Neugeborenen ist das Blutvolumen bezogen auf das Körpergewicht größer und reicht von 85 ml/kg KG bis 95 ml/kg KG. Die Hämoglobinkonzentration beim Neugeborenen ist hoch. Durch die Linksverschiebung der O_2-Dissoziationskurve vom fetalen Hämoglobin besteht aber eine erhöhte O_2-Affinität des Hämoglobins und damit eine verminderte O_2-Abgabe an das Gewebe. Der Hämatokrit des Neugeborenen sollte daher präoperativ nicht unter 40% sinken. Für große chirurgische Eingriffe am Neugeborenen muß immer ausreichend Konservenblut vorhanden sein.

Der Säure-Basen-Status sollte bei allen Neugeborenen präoperativ bestimmt werden, außerdem bei Säuglingen mit einem ASA-III-Status oder darüber, sowie bei allen Säuglingen vor größeren chirurgischen Eingriffen.

Die Beurteilung der thermischen Adaptation erfolgt über den Umfang der notwendigen Maßnahmen zur Beseitigung der Hypothermie. Säuglinge, die einer Umgebungstemperatur von weniger als 28 °C ausgesetzt sind, entwickeln häufig eine metabolische Azidose infolge der gesteigerten Stoffwechselrate, auch wenn die Körpertemperatur erfolgreich aufrechterhalten werden kann. Säuglinge unter 1500 g, die mit Heizstrahlern behandelt wurden, entwickeln häufig über gesteigerte insensible Wasserverluste eine Dehydratation.

Zur Diagnostik metabolischer Störungen in der Neugeborenenperiode dienen neben der arteriellen Blutgasanalyse die Bestimmung von Serumglukose, Bilirubin, Natrium, Kalium sowie ionisiertem Kalzium.

Liegt eine Anurie vor bei ausreichendem Serumnatriumspiegel und Hydratationszustand sowie stabilen Kreislaufverhältnissen, ist die Durchführung eines Sonogramms bzw. einer intravenösen Pyelographie zum Ausschluß von angeborenen Fehlbildungen des Urogenitaltraktes angezeigt.

Der Unreife der Organsysteme der Neugeborenen, beispielsweise der Blut-Hirn-Schranke und der Lungen, muß bei anästhesiologischen Überlegungen Rechnung getragen werden. Besonders bei Frühgeburten ist dies zu berücksichtigen. Bei unreifen Kindern unter 2000 g stellt die Ventrikelblutung eine

Tabelle 2. Chirurgische Erkrankungen und spezielle Anästhesieprobleme

Erkrankung	Probleme
Luftwegsobstruktion Choanalatresie Pierre-Robin Neoplasma Larynxstenose	Atemstillstand Aspiration Pneumothorax
Zwerchfellhernie	Asphyxie Schock Lungenhypoplasie Magenatonie Herzfehler Pneumothorax zu kleines Abdomen
Ösophagusatresie, Tracheoösophagealfistel	Pneumonie Bronchorrhö Herzfehler gestörte Lungenmechanik
Lobäres Emphysem	Mediastinalverschiebung Herzversagen Schock Lungenödem
Omphalozele, Gastroschisis	Hypothermie, Azidose Schock, Asphyxie Hypovolämie Herzfehler
Darmatresie, Pylorusstenose	Regurgitation Dehydration Aspiration Elektrolytentgleisung
Gastrointestinale Perforation, Peritonitis, Sepsis, Invagination	Hypovolämie Schock Paralyse
Inkarzerierte Hernie, Analatresie, Megakolon	Aspiration Hypoventilation Flüssigkeitsverlust okkulter Blutverlust
Sakrokokzygeales Teratom	Blutverlust (v. a. okkult) Lagerungsprobleme Hypothermie

häufige Komplikation dar. Ursachen dafür sind Gerinnungsstörungen, Azidose, zu rasche Volumenzufuhr oder die Zufuhr von hypertonen Lösungen.

Chirurgische Eingriffe in der Neugeborenenperiode sind in der Regel Notfalleingriffe. Eine bereits während der Schwangerschaft erkannte und chirurgisch sofort zu versorgende Fehlbildung bietet die Möglichkeit der Optimierung der immer notwendigen Kooperation und Koordination zwischen Geburtshelfer, pädiatrischem Chirurgen und Anästhesisten. Bei geplanter Sektio caesarea zum am günstigsten erscheinenden Zeitpunkt kann das Kind ohne Zeitverlust sofort adäquat behandelt werden. Es ist immer zu bedenken, daß bei allen Früh- und Neugeborenen, die sich einem Notfalleingriff unterziehen müssen, die Gefahr besteht, daß zum Zeitpunkt der Narkose und Operation bis dahin kompensierte bzw. nicht erkannte zusätzliche Fehlbildungen, etwa des kardiozirkulatorischen Systems, erkennbar und für den weiteren Ablauf relevant werden.

Die in der Tabelle 2 aufgeführten chirurgischen Erkrankungen erfordern präopererativ die Kenntnis der jeweiligen pathologischen Situation und ihrer systemischen Auswirkungen, beispielsweise den großen Bedarf an Volumensubstitution zur perioperativen Kreislaufstabilisierung beim Vorliegen einer Gastroschisis. Spezielle Erfordernisse wie die Lagerung des Patienten müssen mit dem Chirurgen vorher abgesprochen werden. Folgende Maßnahmen zur Stabilisierung der vitalen Funktionen sind notwendig:

- Freie Luftwege
- p_aO_2 50–70 mm Hg,
- Entlastung des Magens,
- Temperatur: 37 °C rektal, 36 °C Hauttemperatur (über der Leber gemessen),
- i.v.-Zugang,
- Venae sectio,
- Azidosekorrektur bei arteriellem pH $<7{,}30$,
- Künstliche Beatmung bei $p_aCO_2 > 60$ mm Hg,
- Behandlung der Dehydratation infolge von Perspiratio insensibilis und anderen Verlusten,
- Behandlung der Hypovolämie: Ringerlaktat, Albumin, Plasmaprotein, Erythrozytenkonzentrate, Vollblut,
- Behandlung der Hypoglykämie (<40 mg/dl) mit 25%iger Glukoselösung; 2 ml/kg KG i.v.,
- Atropin 0,04 mg/kg KG i.v. (<4 kg KG).

Die Vorbereitung eines kranken Neugeborenen oder Säuglings zum Transport in ein geeignetes Behandlungszentrum oder in den Operationssaal zielt auf die Stabilisierung der vitalen Funktionen der großen Organsysteme:

Stabilisierung des kardiopulmonalen Systems, der Körpertemperatur, der metabolischen Funktionen einschließlich der Versorgung mit ausreichenden Energiesubstraten, um den unmittelbaren Stoffwechselbedarf decken zu können. Die gründliche Vorbereitung spielt eine wichtige Rolle für den postoperativen Erfolg in der Neugeborenenanästhesie und Chirurgie. Der überstürzte Transport eines Neugeborenen oder eine voreilige Operation auf Kosten der

Zeit für eine ausreichende Stabilisierung kann nur eine Erhöhung der Morbidität und Mortalität bedeuten.

Der Pharynx ist von Sekreten zu reinigen. Eine vorliegende Obstruktion der oberen Luftwege wird durch die sofortige orotracheale Intubation behandelt.

Ein eben noch mit dem Stetoskop in der Nähe des Tubus hörbares Leckgeräusch bei einem Beatmungsdruck von 20–30 cm H_2O zeigt einen ausreichenden, nicht zu dichten Sitz des Tubus an. Bei langdauernden Eingriffen ist die Beatmung mit einem volumenkonstanten Gerät vorzuziehen, das neben der adäquaten Befeuchtung und Erwärmung der Atemgase eine differenzierte Modifikation des Beatmungsmusters gestattet. Die F_IO_2 sollte so gewählt werden, daß ein dem Alter angepaßter p_aO_2 erreicht wird. Beim Neugeborenen bewirkt ein p_aO_2 von 50–70 mm Hg (6,6–9,4 kpa) eine Reduktion des pulmonalen Gefäßwiderstandes auf ein Minimum und fördert so die kardiopulmonale Adaptation. Ein p_aO_2 über 70 mm Hg (9,4 kpa) erhöht dagegen das potentielle Risiko einer retrolentalen Fibroplasie von Neugeborenen bei einem Alter unter 45 Wochen postkonzeptionell. Andererseits darf das Neugeborene aus Angst vor der retrolentalen Fibroplasie keinesfalls einer Hypoxie und ihren schwerwiegenden Folgen ausgesetzt werden. Eine verläßliche, kontinuierliche transkutane pO_2-Messung wird als Monitoring empfohlen.

Die Entlastung des Magens senkt das Risiko von Regurgitation und Aspiration. Zur Reduktion des O_2-Verbrauchs ist ein neutraler Thermalzustand anzustreben.

Notwendig ist die Schaffung von wenigstens 2 sicheren venösen Zugängen zur Versorgung mit Flüssigkeit, Elektrolyten, Stoffwechselsubstrat und Blut. Entsprechend Ausmaß und Schwere des chirurgischen Eingriffs ist ein zentralvenöser Katheter anzulegen, per Venae sectio durch den Chirurgen oder durch Punktion der V. jugularis interna, vorwiegend rechts.

Die Flüssigkeitszufuhr dient der Korrektur einer bestehenden Hypovolämie (Schockbehandlung), der Deckung des normalen Bedarfs und dem Ersatz von weiterhin stattfindenden pathologischen Verlusten. Die Schockbehandlung erfolgt in der Regel mit Vollblut und, falls dies nicht sofort verfügbar ist, mit Humanalbumin. Intraoperativ werden Blutverluste über 20 ml/kg KG durch Vollblut ersetzt bei ständiger Rückkoppelung mit dem Kinderchirurgen. Im Durchschnitt werden 15–20 ml/kg KG Vollblut während der Operationsdauer substituiert.

An kristalloider Lösung erhält das Kind 5%ige Glukoselösung mit 15 mmol NaCl auf 250 ml Glukoselösung, das entspricht 6 mmol NaCl auf 100 ml Lösung. Kalium wird nach Laborkontrolle substituiert. Als Grundmenge an Infusion werden 4 ml/h/kg KG verabfolgt über Perfusor, zusätzlich 4–6 ml/h/kg KG je nach geschätztem insensiblem Verlust, so daß dem Kind 8–10 ml/h/kg KG kristalloide Lösung verabfolgt werden.

Das minimale perioperative Monitoring enthält die kontinuierliche Ableitung der Herzstromkurve über ein Elektrokardioskop, ein präkardiales oder ösophageales Stethoskop, die kontinuierliche Messung der Körpertemperatur (Haut- und Rektaltemperatur) und die unblutige Messung des arteriellen Blutdrucks. Mit einer passenden Blutdruckmanschette und einer Doppler-Sonde kann der Blutdruck auch bei den kleinsten Neugeborenen für klinische Belange ausreichend genau gemessen werden. Bei schwerkranken Neugeborenen bietet die zusätzliche Anlage einer arteriellen Leitung, vorzugsweise in der A. radialis, die Möglichkeit einer häufigen Messung der respiratorischen Parameter. Darüber hinaus erlaubt die arterielle Leitung die direkte kontinuierliche Blutdruckmessung, die im Zusammenhang mit der Herzfrequenz die am besten geeignete Beurteilung des Herzminutenvolumens beim Neugeborenen ermöglicht. Die kontinuierliche Messung des endexspiratorischen pCO_2 zur Überwachung der Ventilation hat sich bei Neugeborenen und Säuglingen ebenfalls bewährt.

Vor der Intubation sollen alle Kinder Atropin erhalten. Die Anwendung des Narkoseverfahrens richtet sich nach der präoperativ erreichten hämodynamischen Stabilität. Bei allen schwerkranken Neugeborenen und Säuglingen, die sich einem Notfalleingriff unterziehen müssen, empfiehlt sich die intravenöse Einleitung mit ausreichender Präoxygenierung, bei Aspirationsgefahr ohne Zwischenbeatmung mit erhöhtem Oberkörper. Bei instabilem Kreislauf kann die Notfalleinleitung mit Ketamin erfolgen. Zur intravenösen Einleitung der Anästhesie wird Thiopental in einer Dosierung von 4 mg/kg KG verabfolgt, bei Frühgeborenen die Hälfte der Dosis. Als Relaxans wird Succinylcholin in einer Dosis von 1–1,5 mg/kg KG gegeben. Zur weiteren Relaxierung haben sich gerade bei kritisch kranken Neugeborenen und Säuglingen Pancuronium und Vecuronium bewährt. Die Narkose wird aufrechterhalten mit Fentanyl (0,1–0,2 µg/kg KG) und Sauerstoff/Stickoxidul im Verhältnis 1:1 je nach arterieller Blutgasanalyse. Die Anwendung von Inhalationsanästhetika ist bei der oft erheblichen hämodynamischen Instabilität bei Notfalleingriffen in der Neugeborenen- und Säuglingsperiode nicht indiziert. Die Indikation zur Nachbeatmung ist bei diesen Patienten meist gegeben. Die postoperative Betreuung auf einer entsprechenden operativen Intensiveinheit ist erforderlich.

Zusammenfassend wird ausgeführt, daß eine gründliche Vorbereitung des Patienten und des Anästhesieteams wesentlich zum erfolgreichen Ausgang einer Anästhesie bei einem schwerkranken Neugeborenen beiträgt. Das umfassende Verständnis der Physiologie der Adaptation an das extrauterine Leben erscheint notwendig, wenn adäquat auf Zwischenfälle während der Narkose bei diesen Patienten reagiert werden soll. Das Neugeborene zeigt lange Zeit normale oder subnormale Vitalparameter und dekompensiert dann oft sehr plötzlich und ohne wesentliche Vorwarnung. So finden sich viel weniger Warnzeichen einer drohenden Gefahr in der Neonatalanästhesie als beispielsweise in der Erwachsenenanästhesie. Bei einer Dekompensation eines Neugeborenen während der Narkose ist eine Rückkehr zur fetalen Hämodynamik zu erwarten, womit ein Circulus vitiosus entsteht, der mit der Zeit immer schwerer zu durchbrechen ist. Genaueste Beachtung der technischen Notwendigkeiten sowie Anwendung eines ausgedehnten Monitorings ermöglichen es, auch schwerkranke Neugeborene und Säuglinge sicher durch Narkose und Operation zu führen.

Diskussion

Link, Berlin: Herr Hannemann, Sie erwähnten das Blutdruckmessen nach der Doppler-Methode. Was ist besser: Blutdruckmessen nach der Doppler-Methode oder mit dem Oszillograph?

Hannemann, Berlin: Ich würde den Dinamap empfehlen.

Link, Berlin: Das ist auch unsere Erfahrung. Diese Methode ist weniger störanfällig. Wenn Sie nach der Doppler-Methode messen, müssen Sie den Kopf schon sehr genau plazieren, um einigermaßen verläßliche Werte zu bekommen. Ich weiß nicht, ob Herr Altemeyer mir da zustimmen wird?

Altemeyer, Ulm: Da sind 2 Dinge zu berücksichtigen:
1. Die Doppler-Methode ergibt systolisch wie diastolisch exaktere Werte, die oszillometrischen Methoden (z. B. Dinamap) geben exaktere arterielle Mitteldrücke.
2. Die Doppler-Methode ist genauer, aber weniger praktikabel. Der Dinamap bringt einen exakten arteriellen Mittelwert, das ist das hämodynamisch Entscheidende. Man muß ja auch die Praktikabilität berücksichtigen; die Doppler-Geräte sind sehr laut und störanfällig.

Papadopoulus, Berlin: Ich meine, daß bei Kindern im Schockzustand beide Verfahren versagen und daß eine arterielle Druckmessung notwendig ist.

Link, Berlin: Es ist nur folgendes Problem, Herr Papadopoulus: Wenn Sie einen Säugling im Schockzustand haben, wo wollen Sie die Kanüle in die Arterie hineinbekommen?

Altemeyer, Ulm: Ein ganz spezielles Problem ist die O_2-Toxizität. Bei Operationen bis zur 45. Gestationswoche besteht eine erhöhte Empfindlichkeit gegenüber Sauerstoff im Hinblick auf die retrolentale Fibroplasie. Bei jedem Eingriff, bei dem eine höhere F_IO_2 als 0,25 gebraucht wird, müssen Sie den O_2-Partialdruck messen, wenn Sie das verhindern wollen. Das heißt, der arterielle pO_2 darf nicht über 90 mm Hg gehen. Ansonsten besteht auch bei kurzzeitiger Exposition die Gefahr der retrolentalen Fibroplasie. Mit kurzzeitig meine ich auch Eingriffe bis zu 30 min.

Es stellt sich die Frage, wie soll man den O_2-Partialdruck messen? Die kapillären Werte für den pO_2 sind nicht zuverlässig, die Streuung ist zu groß. Dies hat zur Folge, daß Sie bei diesen Kindern den arteriellen pO_2 bestimmen müssen, um die O_2-Spannung exakt ermitteln zu können, und zwar nicht nur wegen der Hypoxie, sondern v. a. auch wegen der Hyperoxie. Eine Lösung auf Dauer wird möglicherweise die Pulsoximetrie bringen, wenn man den O_2-Partialdruck über die O_2-Sättigung steuern kann. Aber jeder, der Kinder bis zur 45. Gestationswoche versorgt, muß eigentlich, wenn er eine erhöhte F_IO_2 benutzt, den O_2-Partialdruck messen können. Denn sonst besteht immer die Gefahr, daß die Kinder geschädigt werden.

Link, Berlin: Ich habe 2 Fragen zur retrolentalen Fibroplasie: Hängt sie von der F_IO_2 oder vom arteriellen pO_2 ab?

Altemeyer, Ulm: Vom arteriellen pO_2.

Link, Berlin: Ich glaube, das sollte klar sein.
Herr Hannemann sagte, ein pO_2 von 70 mm Hg sollte während der Narkose angestrebt werden. Sollte man nicht so formulieren, daß man während der Narkose eine 100%ige O_2-Sättigung haben sollte, aus Sicherheitsgründen? Denn es kann ja auch sehr schnell ein Zwischenfall eintreten, so daß Sie die Reserven der O_2-Transportkapazität brauchen.

Altemeyer, Ulm: Wenn Sie eine 100%ige O_2-Sättigung anstreben wollen, dann müssen Sie den arteriellen pO_2 auf 120 mm Hg bei Kindern bis zur 45. Gestationswoche und die F_IO_2 auf 0,25 oder mehr anheben, und dann kommen Sie in den Gefahrenbereich. Messen Sie deshalb den arteriellen pO_2. Er sollte zwischen 70 und 90 mm Hg liegen.

Link, Berlin: Brauchen Sie für eine 100%ige O_2-Sättigung beim Neugeborenen einen arteriellen pO_2, der größer ist als 100 mm Hg? Bei der Linksverschiebung der O_2-Bindungskurve müßte doch eine 100%ige Sättigung früher eintreten, etwa bei einem p_aO_2 von 85–90 mm Hg?

Altemeyer, Ulm: Aber Sie wissen ja nie, wie hoch Sie sind – Sie kommen ja nie über 98 oder 100, wenn auch der p_aO_2 weit über dem Erlaubten liegt. Sie haben also keine Sicherung nach oben.

Simgen, Berlin: Mich interessiert erstens, wie lange man Sauerstoff einwirken lassen muß, bis es zu diesem pathologischen Geschehen kommt, und zweitens fiel mir auf, daß, in Diskrepanz zu den Ausführungen von Herrn Altemeyer, die Infusionslösungen unterschiedliche Elektrolytzusammensetzung hatten. Ich erinnere mich, daß Herr Altemeyer gestern Elektrolytlösungen im Sinne von ⅔-Lösungen – wenn man das Natrium betrachtet – empfohlen hatte. Hier wären es aber nur ½-Elektrolytlösungen. Wo ist der Weg, der einzuschlagen ist?

Hannemann, Berlin: Ausreichend für eine retrolentale Fibroplasie sollen Hyperoxiespitzen bis zu 30 min sein. Bezüglich der Infusionslösungen bewege ich mich im unteren Bereich, der gestern angegeben wurde. Wir haben uns intra- und insbesondere auch postoperativ strikt nach den Serumnatriumwerten gerichtet und haben bisher mit dieser Elektrolytlösung gute Erfahrungen gemacht. Außerdem wird Herr Link noch differenziert dazu Stellung beziehen.

Frage: Ist bei der Messung des pO_2 bei Säuglingen eine ausreichend genaue Korrelation zwischen kapillärem und arteriellem pO_2 gegeben, angesichts der möglichen Auskühlung des Patienten?

Hannemann, Berlin: Nach der Literatur ist – soweit mir bekannt – eine arterielle Blutgasanalyse zu fordern.

Frage: Zur endexspiratorischen CO_2-Messung: Mit welchen Geräten machen Sie das? Wir haben da rein technische Probleme, wir bekommen nur Phantasiewerte.

Hannemann, Berlin: Wir benutzen Geräte von Hewlett-Packard. Wir haben damit angefangen zu messen und eine Korrelation zwischen dem endexspiratorischen pCO_2 und dem arteriellen pCO_2 gesetzt und fanden eine ausreichende Übereinstimmung.

Link, Berlin: Ich denke, daß von den Geräten, die auf dem Markt sind, das Gerät von Hewlett-Packard ein Gerät ist, mit dem Sie messen können, wenn Sie eine richtige Küvette nehmen. Sie müssen eine Säuglingsküvette nehmen, auf keinen Fall eine Erwachsenenküvette. Das ist ein Gerät, das im Hauptstrom mißt, kein Gerät, das Luft aus dem Kreissystem absaugt, um es dann zu analysieren. Die Ansprechzeit ist ausreichend auch bei hohen Frequenzen, wie sie beim Säugling vorkommen. Auch bei einer Frequenz von 40–50/min bekommen Sie in der Tendenz verläßliche Werte. Abhängig vom Ventilations-Perfusions-Verhältnis kann es natürlich eine Differenz zwischen dem endexspiratorischen und dem arteriellen pCO_2 geben. Diese Differenz sollte man kennen. Man erhält sie, wenn man eine Gasanalyse macht.

Altemeyer, Ulm: Wir haben uns ja lange mit dem pCO_2 befaßt und Herr Henneberg schon lange vor uns. Sie müssen, wenn Sie das CO_2 messen, das Narkosesystem beachten. Wenn Sie Spülgassysteme nehmen, und Sie haben eine Exspirationsstromstärke des Patienten, die unter dem Frischgasstrom liegt, erhalten Sie Fehlanalysen. Sie müssen also bei jedem Spülgassystem, Kuhn oder was auch immer, bei der Messung vorsichtig sein. Deswegen benutzen wir die CO_2-Messung nur in Kombination mit Ventilsystemen. Bei Spülgassystemen können Sie Fehlanalysen haben und erhalten dann immer falsch niedrige Werte. Das ist eine Voraussetzung, die zweite haben Sie genannt, und zwar das Ventilations-Perfusions-Verhältnis. Die dritte: Es gibt verschiedene Gerätetypen. Es gibt Geräte von 2 Firmen, Siemens wie auch Dräger, die den Nullpunkt mit der Inspirationsluft eichen. Wenn Sie eine Rückatmung haben, setzt ein solches Gerät Ihnen diesen Wert gleich Null und zieht es Ihnen am anderen Ende wieder ab. Das Gerät von Hewlett-Packard z. B. hat dagegen eine neutrale Nullpunktordnung und eine Kinderküvette, die bei Verwendung von Ventilsystemen auch kleine Hubvolumina genau analysiert, wenn Ventilation und Perfusion normal sind. Aber Vorsicht beim Kuhn-System, Sie können Mischanalysen erhalten und auf den falschen Weg geführt werden, dabei sind die Werte, die Sie bekommen, falsch niedrig und wiegen Sie in einer falschen Sicherheit.

Link, Berlin: Ich denke, daß es wichtig ist, ein Gerät zur endexspiratorischen CO_2-Messung zu benutzen, das man absolut eichen kann. Und Sie sollten nach Möglichkeit ein Gerät nehmen, mit dem Sie eine Zweipunkteichung machen können, auch im laufenden Betrieb. Solche Geräte gibt es auf dem Markt, man muß sich da ein bißchen umschauen.

Frage: Sie haben die Intubation bei Risikoneugeborenen mit erhöhtem Oberkörper propagiert. Warum nicht mit abgesenktem bzw. niedrigem Oberkörper, damit man eine Kopftieflage erreicht?

Hannemann, Berlin: Ich meine, daß es schon technisch besser ist, mit erhöhtem Oberkörper intubieren zu können, und außerdem ist die Aspirationsgefahr geringer. Ich meine, daß es auch von der Lungenfunktion her gesehen günstiger ist, mit erhöhtem Oberkörper zu intubieren.

Frage: Dann, wenn der kleine Patient preßt, hat er die 5–10 cm, die der Mageninhalt hochsteigen kann, schnell überwunden, weil dann Drücke auftreten, die bei 20–40 cm H_2O liegen. Die Kinder erbrechen im Strahl, und dann nützen ihnen die 10 cm Sicherheitserhöhung überhaupt nichts. Deshalb meine ich, daß es besser ist, die Kinder mit abgeknicktem Oberkörper zu intubieren. Und die 3 s, die Sie zur Intubation brauchen, schädigen die Lungenfunktion nicht.

Link, Berlin: Jetzt sind wir aber zu einer Streitfrage gekommen. Möchte jemand noch Stellung nehmen zur Einleitung bei Ileuskindern? Darüber können wir jetzt sicher stundenlang diskutieren. Ich glaube, wenn man Erfahrung hat, kann man gleichermaßen beide Methoden propagieren. Ob Sie erhöhte intragastrale Drücke bekommen, hängt auch davon ab, welches Einleitungsverfahren Sie wählen.

Literatur

Betts EK, Downes JJ, Schaffer D et al. (1977) Retrolental fibroplasia and oxygen administration during general anesthesia. Anesthesiology 47:518–520

Dierdorf SF, Krishna G (1981) Anesthetic management of neonatal surgical emergencies. Anesth Analg 60:204–215

Downes JJ (1974) Respiratory care of the newborn. ASA Refresher Courses in Anesthesiology 2:65–80

Downes JJ, Betts EK (1977) Anesthesia for the critically ill infant. ASA Refresher Courses in Anesthesiology 5:47–69

Klaus MH, Fanaroff AA (eds) (1973) Care of the high-risk neonate. Saunders, Philadelphia

Rothenstein P (1980) Respiratory physiology in the pediatric patient. ASA Refresher Courses in Anesthesiology 8:155–166

Smith RM (1980) Anesthesia for infants and children, 4th edn. Mosby, St. Louis Toronto London

Neuroleptanalgesie: Indikation und Durchführung im Neugeborenen- und Säuglingsalter

D. Wölfel

Die Wahl des Anästhesieverfahrens wird im wesentlichen durch den Zustand des Patienten und durch den geplanten operativen Eingriff bestimmt. Andere Faktoren, wie die Möglichkeiten der intra- und postoperativen Überwachung und der apparativen Ausstattung sowie die Vertrautheit des Anästhesisten mit einem bestimmten Anästhesieverfahren, spielen dabei ebenfalls eine wichtige Rolle. Dies muß berücksichtigt werden, wenn man Indikationen für ein Narkoseverfahren eingrenzen und festlegen will. Aus diesem Grund wird das Referat auch keinen klar umrissenen Indikationskatalog für die Neuroleptanalgesie im Neugeborenen- und Säuglingsalter erbringen – Ziel soll vielmehr sein, auf ihre besondere Problematik in dieser Altersgruppe hinzuweisen.

Die Neuroleptanalgesie wurde 1959 von de Castro u. Mundeleer [9] eingeführt und hat seitdem im Erwachsenenalter eine breite Anwendung gefunden. Die Betrachtung beschränkt sich auf die sog. klassische Form der Neuroleptanalgesie, wie sie von Henschel [18] beschrieben wurde. Als intravenöse Pharmaka werden Fentanyl als Analgetikum und das Butyrophenonderivat Dehydrobenzperidol (DHBP) als Neuroleptikum angewandt.

Die wesentlichen Vorteile dieser Narkoseform sind im folgenden kurz aufgeführt [16, 18]:

Die Medikamente DHBP und Fentanyl haben eine geringe Toxizität – somit eine große therapeutische Breite. Sie weisen eine hohe Rezeptorspezifität auf, andere Regelkreise des Organismus werden nicht gestört. Das Herz-Kreislauf-System erfährt keine ungünstige Beeinflussung, eine Normovolämie vorausgesetzt, und es kommt zu keiner Beeinträchtigung der myokardialen Kontraktilität. Die α-blockierende Wirkung des DHBP gewährleistet eine gute Gewebeperfusion und verringert die Ausbildung einer metabolischen Azidose in Phasen einer Kreislaufdepression. Der intrakranielle Druck bleibt bei Anwendung der Neuroleptanalgesie konstant oder wird gesenkt. Die Leber- und Nierenfunktion werden nicht beeinträchtigt. Das Verfahren gestattet ein schnelles Erwachen aus der Narkose und ermöglicht so eine frühe Kontrolle der Bewußtseinslage.

Betrachtet man die Praxis der Anästhesie für Kinder von der Geburt bis zur Beendigung des ersten Lebensjahres, so ist die Neuroleptanalgesie ein selten durchgeführtes Verfahren. Henschel hält ihre Anwendung in dieser Altersgruppe für umstritten [16, 18], Dudziak [12] bezeichnet das Neugeborenen- und Säuglingsalter als eine Kontraindikation für die Neuroleptanalgesie. Berücksichtigt man die Tatsache, daß auch in dieser Altersgruppe operative Eingriffe mit großer Belastung für den Organismus durchgeführt werden, ist es verwunderlich, daß ein Narkoseverfahren mit solch positiven Eigenschaften keine weite Verbreitung gefunden hat.

Aufgrund dieser Tatsache lassen sich 2 Fragen diskutieren:

1. Sind die oben angegebenen Eigenschaften der Neuroleptanalgesie in dieser Altersgruppe nicht gegeben?

Berichte über Erfahrungen mit der Neuroleptanalgesie sind in der Literatur eher spärlich und meist älteren Datums. Sonntag et al. [34] führten sie bei kardiochirurgischen Eingriffen ohne nennenswerte Komplikationen durch. Demmel u. Henschel [10] kommen zu ähnlichen Ergebnissen bei neurochirurgischen Operationen und weisen auf die gute kardiovaskuläre Stabilität ihrer Patienten hin. Kay [19] berichtet vom Einsatz der Neuroleptanalgesie bei großen thorakalen und abdominellen kinderchirurgischen Eingriffen ohne besondere Schwierigkeiten. Das Gleiche gilt für Morpurgo [24], der sie bei orthopädischen Eingriffen anwandte [24].

Sämtliche Autoren waren mit der Anwendung der Neuroleptanalgesie zufrieden und beurteilten die Komplikationsrate als gering. Die Vorteile dieser Narkoseform für den Erwachsenen waren bei Neugeborenen und Säuglingen ihrer Meinung nach gleichermaßen gegeben [3, 10, 19, 24, 30, 34].

2. Zeigen sich bei der Neuroleptanalgesie im Säuglings- und Neugeborenenalter mehr oder anders geartete Probleme als bei Kindern und Erwachsenen?

Die Neuroleptanalgesie stellt eine intravenöse Form der Narkose dar. Dauer und Tiefe einer solchen Anästhesie hängen zum ersten von der verabreichten Menge und der Geschwindigkeit der Verteilung in den Organsystemen des Körpers ab, zum zweiten von der Ausscheidung über Niere und Darm sowie vom Abbau im intermediären Stoffwechsel. Die intravenösen Narkotika müssen wie alle anderen Pharmaka durch eine energetische Leistung chemisch-enzymatisch abgebaut werden.

Neugeborene und Säuglinge sind im Vergleich zum Erwachsenen durch eine Unreife verschiedener Organsysteme und durch andere physiologische Bedingungen gekennzeichnet, was für viele Medikamente eine unterschiedliche Pharmakokinetik bedingt [7, 11, 32, 36]. Obendrein erfolgt in den ersten Lebenstagen und Monaten eine rapide Reifung der Organsysteme, so daß die pharmakokinetischen Gegebenheiten innerhalb des ersten Jahres einer schnellen Änderung unterliegen.

Die wesentlichen Unterschiede dieser Bedingungen im Vergleich zum Erwachsenen sind im folgenden kurz skizziert:

1. Neugeborene und Säuglinge haben, bezogen auf das Körpergewicht, einen höheren Gesamtwassergehalt als Erwachsene; insbesondere weisen sie einen größeren Extrazellulärraum auf [7, 8, 33].
2. Das im Vergleich zum Erwachsenen erhöhte Herzminutenvolumen bewirkt eine raschere Umverteilung der verwendeten Pharmaka. Die Durchblutung der verschiedenen Organsysteme unterscheidet sich von der beim Erwachsenen [13, 33].

3. Die Blut-Hirn-Schranke ist beim Neugeborenen noch nicht vollständig ausgereift. Der Grad der Permeation von Pharmaka ist schwierig einzuschätzen [6, 7, 20, 36].
4. Die niedrigen Serumeiweißkonzentrationen und eine qualitativ andere Eiweißbindung durch fetales Protein führen zu einer differenten Transportkapazität für proteingebundene Medikamente [25, 32, 33].
5. Es liegt eine limitierte Pufferkapazität für die Inaktivierung zugeführter Substanzen aufgrund geringer Fett- und Muskelmassen vor [7].

Weiterhin ist in der Leber der enzymatische Abbau verschiedener Medikamente aufgrund einer verminderten Aktivität des Zytochrom-P450-Systems eingeschränkt [7, 33]. Die Inaktivierung von Pharmaka durch Konjugation an Glukuronsäure, Acetat und Aminosäuren ist in den ersten 3 Lebensmonaten vermindert. Die Ausscheidungsfunktion der Niere weist bei Geburt ebenfalls Einschränkungen auf. Glomeruläre Filtrationsrate und tubuläre Sekretion erreichen erst am Ende des ersten Lebensjahres ihre volle Leistungsfähigkeit [7, 20, 33].

Diese genannten abweichenden Bedingungen des Neugeborenen- und Säuglingsalters können Ursache unerwarteter Reaktionen auf sonst recht gut bekannte Substanzen sein [11]. Dies führt bei intravenösen Narkotika zu einer eingeschränkten Steuerbarkeit der Anästhesie, da fast für jeden Patienten individuelle Dosierungen gefunden werden müssen und eine allgemeine Dosierungsempfehlung selbst vom Erfahrenen schwierig gegeben werden kann [10, 20, 30, 32].

Das mag die Erklärung für den weitgespannten Bogen der Dosierungsempfehlungen in der Literatur sein [3, 6, 8, 19, 24, 28, 35]. Aus diesem Grund ist die Möglichkeit einer nachfolgenden Atemdepression, die u. U. lange nach Ende der Anästhesie eintreten kann, schwerer einzuschätzen.

Verstärkt wird die Problematik dadurch, daß Neugeborene und Säuglinge bei operativen Eingriffen einen höheren Bedarf an Analgetika als Erwachsene haben [7, 20, 34], aber andererseits empfindlicher von seiten der Atmung auf Opiate reagieren [20, 36].

Zieht man nun Vergleiche zur Inhalationsanästhesie, bei der die Aufnahme und Abgabe des Narkotikums weitgehend nach physikalischen Gesetzen erfolgt und größtenteils von aktiven Stoffwechselleistungen des Organismus unabhängig ist, zeigt dies einen Vorteil gegenüber der Neuroleptanalgesie. Die Inhalationsanästhesie ist aufgrund der Gegebenheiten der Neugeborenen- und Säuglingsperiode eine gut steuerbare Methode. Ursachen hierfür sind die geringen Fettdepots, eine erhöhte alveoläre Ventilation, die geringere funktionelle Residualkapazität in Relation zur alveolären Ventilation und das erhöhte Herzminutenvolumen [8, 15, 31, 33].

Die Narkosetiefe läßt sich leicht den operativen Notwendigkeiten und den Bedürfnissen des kindlichen Organismus anpassen. Eine erneut auftretende Atemdepression ist bei einmal suffizienter Spontanatmung ausgeschlossen. Weiterhin bietet sich die Möglichkeit einer Anästhesieeinleitung per inhalationem an, was zumeist für das Kind weniger traumatisch als eine Venenpunktion ist. Diese positiven Eigenschaften der Inhalationsanästhesie erfahren jedoch eine Einschränkung. Für die Narkose bei Säuglingen und Kleinkindern müssen hohe Konzentrationen des Inhalationsanästhetikums angewandt werden. Dies führt oftmals zu einer Myokarddepression, die mit Störungen der Ventrikelfunktion und unerwünschter Senkung des arteriellen Blutdrucks einhergehen kann [2, 7, 11, 15, 26, 31].

Hier bietet sich als Möglichkeit die initiale Gabe eines Analgetikums wie Fentanyl oder Alfentanyl an, die dann eine Senkung der inspiratorischen Konzentration des volatilen Anästhetikums ermöglicht.

Trotz dieses meist zu behebenden Nachteils sind die Eigenschaften der Inhalationsanästhesie für das Neugeborenen- und Säuglingsalter so vorteilhaft, daß es kaum Indikationen für die Neuroleptanalgesie in dieser Altersgruppe gibt.

Mögliche Einsatzbereiche der Neuroleptanalgesie werden im folgenden diskutiert:

1. Anästhesie bei vorbestehender Leberschädigung: Die Neuroleptanalgesie beeinflußt die Leberfunktion nicht [16]. Demgegenüber ist die Existenz der sog. Halothanhepatitis nach wie vor eine nicht eindeutig zu beantwortende Frage [4, 5, 17]. Die Möglichkeit einer Beeinträchtigung der hepatischen Funktion durch Halothan ist nach Brown u. Geha [5], wenn überhaupt, bei Neugeborenen und Säuglingen wesentlich geringer als bei anderen Altersgruppen. Da aber eine Störung schon vorgeschädigter Leberstrukturen nicht mit Sicherheit auszuschließen ist, ist eine Applikation von Halothan in diesem Falle nicht angezeigt [31, 33]. Die neueren Inhalationsanästhetika wie Enfluran und Isofluran weisen eine wesentlich geringere hepatische Metabolisierungsrate als Halothan auf und haben bisher kaum eine Beeinträchtigung der Leberfunktion ergeben, wobei die Diskussionen bei Enfluran bereits wieder einsetzen [4, 11, 17], so daß sie möglicherweise eine gleichwertige Alternative zur Neuroleptanalgesie bei diesem Krankengut darstellen.

2. Anästhesie bei Eingriffen in der Neurochirurgie: Eine der wesentlichen Eigenschaften der Neuroleptanalgesie ist die Konstanz des intrakraniellen Drucks unter ihrer Anwendung [23]. Dagegen steigern sämtliche Inhalationsanästhetika den zerebralen Blutfluß und führen zu einer Erhöhung des intrakraniellen Drucks.

Neugeborene und Säuglinge haben durch die Verformbarkeit des kindlichen Schädels selten erhöhte intrakranielle Drücke. Schulte am Esch [29] hält dies in dieser Altersgruppe nicht für das entscheidende anästhesiologische Problem. Bedenkt man jedoch die intrakranielle Volumen-Druck-Beziehung [22], so zeigt sich, daß in Grenzbereichen geringgradige Veränderungen des intrakraniellen Volumens zu ausgeprägten Drucksteigerungen führen können. Bei vorbestehendem erhöhtem Hirndruck wie auch beim kindlichen Schädel-Hirn-Trauma ist die Neuroleptanalgesie diejenige Anästhesieform, die mit größter Voraussehbarkeit in Verbindung mit anderen Maßnahmen der weiteren Erhöhung des intrakraniellen Drucks entgegenwirkt [15, 29]. Sie hat hier Vorrang vor der Inhalationsanästhesie. Aufgrund der häufigen postoperativen Nachbeatmung spielt ein möglicher Anästhesieüberhang hierbei auch keine Rolle.

3. Auf die Anwendung der Neuroleptanalgesie im Säuglings- und Neugeborenenalter bei bekannter familiärer maligner Hyperthermie soll hier noch hingewiesen werden, ohne jedoch auf die Problematik dieses Krankheitsbildes näher einzugehen.

Noch ein paar Worte zur Durchführung der Neuroleptanalgesie im Neugeborenen- und Säuglingsalter. Der Ablauf unterscheidet sich nicht wesentlich von dem beim Erwachsenen. Die Schwierigkeiten liegen wie oben diskutiert in der angemessenen Dosierung von Fentanyl und DHBP. Im folgenden sind die benutzten Dosierungen zusammengestellt, wobei die Autoren immer auf den individuellen Bedarf des einzelnen Patienten hinweisen [3, 6, 8, 19, 24, 28, 35]:

Fentanyl:	Initialdosis 0,005–0,008–0,01 mg/kg KG i.v., Erhaltungsdosis 0,001 mg/kg KG i.v.
DHBP:	0,15–0,25–0,3 mg/kg KG i.v.,
Naloxon:	0,001–0,005 mg/kg KG i.v.,

Die Ventilation während der Narkose soll kontrolliert volumengesteuert erfolgen. Die postoperative Antagonisierung mit Naloxon muß vorsichtig nach Wirkung durchgeführt werden [1, 14, 21, 27]. Eine längere engmaschige Überwachung mit der Möglichkeit einer Intubation und Beatmung in einem Aufwachraum oder auf einer Intensivstation muß nach Durchführung einer Neuroleptanalgesie im Neugeborenen- und Säuglingsalter unbedingt gewährleistet sein.

Diskussion

Kraus, Erlangen: Ich sehe noch eine weitere sehr wichtige Indikation für die Neuroleptanästhesie, speziell im Neugeborenen- und Säuglingsalter, und zwar bei sämtlichen Kindern, die kreislaufinstabil sind. Ältere Kinder mit Polytraumen werden bei uns prinzipiell nur mit Fentanyl-Lachgas-O_2-Gemisch narkotisiert; außerdem erhalten Kinder mit Mißbildungen, bei denen postoperativ eine Beatmung notwendig ist, diese Narkose. Also z.B. bei Zwerchfellhernien, Ösophagusatresien, Omphalozelen. Bei diesen Kindern spielt der Anästhesieüberhang ohnehin keine Rolle, weil sie postoperativ längere Zeit nachbeatmet werden. Ich glaube, daß die Kreislaufstabilität in dieser Altergruppe sehr ausgeprägt und sehr vorteilhaft ist.

Wölfel, Berlin: Machen Sie eine Neuroleptanästhesie oder eine Anästhesie: Fentanyl-Relaxans-Lachgas-Sauerstoff?

Kraus, Erlangen: Ja, Fentanyl-Relaxans-Lachgas-Sauerstoff. Bei Polytraumen nehmen wir, wenn wir der Ansicht sind, daß die Volumensubstitution ausreichend ist, probatorisch Dehydrobenzperidol. Dann erkennen wir, ob die Volumensubstitution ausreichend ist oder nicht.

Wölfel, Berlin: Aber ich würde das nicht prinzipiell als eine Indikation für eine Neuroleptanalgesie sehen, sondern vielmehr für die Fälle, die Sie aufzählten. Daher würde ich für eine Kombinationsanästhesie mit Fentanyl als Analgetikum und Lachgas-Sauerstoff, ohne aber primär ein Neuroleptikum hinzuzufügen, plädieren.

Kraus, Erlangen: Es erhebt sich die Frage, ob man dieses Neuroleptikum unabdingbar braucht, speziell in dieser Altersgruppe. Wir sollten aber diese Form der Narkose erwähnen, damit wir nicht nur die Gegenüberstellung Neuroleptanästhesie - Inhalationsnarkose haben.

Dennhardt, Berlin: Ich glaube, daß das, was eben angesprochen wurde, wichtig ist: Davon, daß bei diesen kleinen Kindern eine klassische Neuroleptanästhesie gemacht wird, ist in den vergangenen 10 Jahren eigentlich nie die Rede gewesen. Im Prinzip ist es eine Fentanylnarkose unter Zugabe von Muskelrelaxanzien sowie Lachgas. Die Problematik liegt sicher in der Pharmakologie. Herr Heinemeyer hat in seinem Beitrag viele Aspekte dazu genannt. Die pharmakokinetischen Daten, die er angeführt hat, würden im Prinzip gegen jede intravenöse Anästhesie sprechen. Allerdings ist es so, daß jeder, der mit Fentanyl im Kindesalter Erfahrung hat, weiß, daß der Wirkungsverlust wesentlich schneller erfolgt, als nach pharmakodynamischen und pharmakokinetischen Überlegungen einzuschätzen wäre. Die Elimination von Fentanyl, das Abklingen der klinischen Wirkung, erfolgt in jeder kindlichen Altersstufe rasch.

Ich möchte noch eine Frage stellen bezüglich der Indikationsstellung bzw. Kontraindikationsstellung, wenn man Fentanyl und Inhalationsnarkotika gegenüberstellt. Die Perinatalphase ist ja im wesentlichen auch durch die Problematik des „Surfactant" geprägt. Es gibt auch Hinweise, daß bestimmte Inhalationsnarkotika bezüglich der „Surfactant-Funktion" nicht besonders günstig sind. Sind bei Kindern, die als Risikopatienten zu betrachten sind, Inhalationsnarkotika kritisch einzuschätzen?

Wölfel, Berlin: Ich kann dazu wenig sagen, ich weiß nur, daß es auch andere Untersuchungsgruppen gibt, die diese Beeinträchtigung des Surfactant nicht gesehen haben.

Ohlitz, Heidelberg: Herr Wölfel, Sie empfehlen im Kindesalter die Dosierung von Dehydrobenzperidol zwischen 0,15 und 0,3 mg/kg KG als Initialdosis ohne Repetitionsdosis. Was verwenden Sie bei großen neurochirurgischen Eingriffen in der 2. Phase der Narkoseführung? Geben Sie etwas zusätzlich, oder ist das ausreichend?

Wölfel, Berlin: Dazu kann ich Ihnen recht wenig sagen, weil das nicht das bei uns bevorzugte Krankengut ist. Bei länger dauernden Eingriffen würde ich gegen eine Repetitionsdosis von DHBP keinen Einwand haben.

Altemeyer, Ulm: Das Fentanyl wirkt in der Initialphase schlecht, dafür aber bevorzugt in der Aufwachphase. Wenn ich Fentanyl nehme, muß ich initial sehr hoch dosieren. Manchmal sind 10 µg/kg KG notwendig, um überhaupt eine vernünftige Narkose zu bekommen, auch in Verbindung mit Lachgas. Es wirkt aber äußerst gut, wenn ich extubieren will. Wenn ich Fentanyl nehme, werde ich immer nachbeatmen, weil die Pharmakokinetik überhaupt nicht vorhersehbar ist. Ich meine, so wie Frau Kraus gesagt hat, das instabile Kind erhält keine Neuroleptanalgesie, sondern Fentanyl oder ein anderes Opiat in Kombination mit einem depolarisierenden Muskelrelaxans, verbunden mit einem Lachgas-O_2-Gemisch. Zur Inhalationsanästhesie gerade bei Neugeborenen oder jungen Säuglingen ist folgendes zu sagen: Sie reagieren sehr empfindlich mit dem Myokard, wenn sie normalerweise 1-1,5 Vol.-% brauchen. Ohne Relaxans reichen hier oft 0,4-0,6 Vol.-% um die gleiche Wirkung zu erreichen. Gibt man aber mehr, hat man sehr oft starke Blutdruckabfälle, ganz speziell beim Neugeborenen; dies muß man wissen.

Kühn, Hannover: Ich meine, daß insbesondere für Frühgeborene, die operiert werden müssen, die Neuroleptanalgesie, die modifizierte Neuroleptanästhesie, eine ideale Narkoseform ist, wenn man davon ausgeht, daß bei Frühgeborenen die Hirnblutung eine häufige Komplikation ist. Soweit mir bekannt ist, haben Kinder unter 1500 g in 60% der Fälle eine Hirnblutung. Je geringer das Geburtsgewicht ist, um so größer wird der Prozentsatz dieser Fälle (bis zu 90%). Hier sollte man sicher keine Inhalationsanästhetika gebrauchen.

Wölfel, Berlin: Daraus sollte man das Fazit ziehen, daß bei kritisch kranken Neugeborenen keine Inhalationsanästhesie, sondern die modifizierte Neuroleptanästhesie, wie sie von Frau Kraus, Herrn Altemeyer und Herrn Kühn jetzt angesprochen wurde, angezeigt ist.

Link, Berlin: Es liegen 60% Hirnblutungen bei Frühgeborenen vor? Können die Pädiater diese Zahl bestätigen?

Frank, Berlin: Wir nehmen eine Zahl von 40% Hirnblutungen bei Frühgeborenen unter 1500 g an. So ist etwa der Durchschnitt in großen Zentren.

Literatur

1. American Academy of pediatrics: Committee on Drugs (1980) Naloxone use in newborns. Pediatrics 65/3:667
2. Barash P et al. (1978) Ventricular function in children during halothane anaesthesia: An echocardiographic evaluation. Anesthesiology 49:79
3. Bernasconi A, Fiecchi G (1966) Die Anwendung der Neuroleptanalgesie im Kindesalter. In: Gemperle M (Hrsg) Fortschritte der Neuroleptanalgesie. Springer, Berlin Heidelberg New York, S 82-86
4. Brown BR (1982) Zum gegenwärtigen Stand der Hepatotoxizität von halogenierten Inhalationsanästhetika. In: Peter K, Jesch F (Hrsg) Inhalationsanästhesie heute und morgen. Springer, Berlin Heidelberg New York, S 13-19
5. Brown BR, Geha DC (1983) Inhalation anesthetics and hepatic injury. In: Orkin FK, Cooperman LH (eds) Complications in anesthesiology. Lippincott, Philadelphia Toronto, pp 436-446
6. Brown TCK, Fisk GC (1979) Anaesthesia for children. Blackwell, Oxford London Edinburgh
7. Cook DR (1976) Paediatric anaesthesia: Pharmacological considerations. Drugs 12:212
8. Davenport HT (1980) Paediatric anaesthesia. Heinemann, London
9. DeCastro G, Mundeleer P (1962) Die Neuroleptanalgesie. Die Auswahl der Präparate, Bedeutung der Analgesie und Neurolepsie. Anasthesist 11:10

10. Demmel E, Henschel WF (1970) Zur Anwendung der Neuroleptanalgesie für neurochirurgische Eingriffe im Kindesalter. In: Henschel WF (Hrsg) Neue klinische Aspekte der Neuroleptanalgesie (IV. Internat. Bremer NLA-Symp.). Schattauer, Stuttgart New York, S 85–91
11. Dick W (1983) Narkotika im Kindesalter. In: Brückner JB (Hrsg) Kinderanästhesie (Ergebnisse des ZAK Berlin 1981). Springer, Berlin Heidelberg New York, S 24–33
12. Dudziak R (1982) Lehrbuch der Anästhesiologie, 2. Aufl. Schattauer, Stuttgart New York
13. Eger EJ II, Bahlmann SH, Munson ES (1971) The effect of age on the rate of increase of alveolar anesthetic concentration. Anesthesiology 35:365
14. Fischer CG, Cook DR (1974) The respiratory and narcotic antagonistic effects of naloxone in infants. Anesth Analg 53:849
15. Gregory GA (1983) Pediatric anesthesia, vol 1, 2. Churchill Livingstone, New York Edinburgh London
16. Hamer P, Heitmann D (1975) Möglichkeiten und Grenzen der Neuroleptanalgesie. Anästhesiol Inf 4:1
17. Harper MH, Collins P, Johnson B, Eger EJ II, Biava C (1982) Hepatic injury following halothane, enflurane and isoflurane anästhesia in rats. Anesthesiology 56:14
18. Henschel WF (1975) Die klassische Form der Neuroleptanalgesie einschließlich Prämedikation. In: Rügheimer R (Hrsg) Die Neuroleptanalgesie. Bilanz einer Methode. Thieme, Stuttgart, S 86ff
19. Kay B (1973) Neuroleptanaesthesia for neonates and infants. Anesth Analg 52/6:970
20. Krebs R (1978) Pharmakologie der Anästhesie. In: Dick W, Ahnefeld FW (Hrsg) Kinderanästhesie. Springer, Berlin Heidelberg New York, S 39–67
21. Kripke BJ, Finck AJ, Shawe NK (1976) Naloxone antagonism after narcotic supplemented anesthesia. Anesth Analg 55:800
22. Langfitt TW (1969) Increased intracranial pressure. Clin Neurosurg 16:436
23. McDowell DG (1978) Neurosurgical anaesthesia and intensive care. Int Anaesthesiol Clin 16/1:168
24. Morpurgo CV (1967) Die Anwendung der Neuroleptanalgesie im Kindesalter. In: Henschel WF (Hrsg) Neuroleptanalgesie Klinik und Fortschritte (III. Bremer NLA-Symposion). Schattauer, Stuttgart New York, S 157-162
25. Morselli PL (1976) Clinical pharmacokinetics in neonates. Clin Pharmacokin 1:81
26. Nicodemus HF, Nassiri-Rahimi C, Bachmann L et al. (1969) Median effective doses (ED 50) of halothane in adults and children. Anesthesiology 31:344
27. Patschke D (1978) Naloxon. Prakt Anasth 13:127
28. Rees GJ, Gray TC (1981) Paediatric anaesthesia. Trends in current practice. Butterworths, London
29. Schulte am Esch J (1983) Spezielle Narkosetechnik bei neurochirurgischen Operationen und der Versorgung von Schädel-Hirn-Traumen. In: Brückner JB (Hrsg) Kinderanästhesie (Ergebnisse des ZAK 1981 Berlin). Springer, Berlin Heidelberg New York, S 50–56
30. Schweder N (1967) Erfahrungen mit der Neuroleptanalgesie bei Neugeborenen. In: Henschel WF (Hrsg) Neuroleptanalgesie, Klinik und Fortschritte (III. Bremer NLA-Symposion). Schattauer, Stuttgart New York, S 163–166
31. Smith RM (1980) Anaesthesia for infants and children. C.V. Mosby Company, St. Louis Toronto London, pp 118
32. Smith PC, Smith NT (1982) The special considerations of the premature infant. In: Steward DJ (ed) Some aspects of paediatric anaesthesia. Elsevier, North Holland Biomedical Press, pp 273–329
33. Stehling LC, Zauder HL (1980) Anesthetic implications of congenital anomalies in children. Appleton Century Crafts, New York
34. Sonntag H, Stoffregen J, Tarruhn M, Heiss HW, Opitz A (1972) Die Neuroleptanalgesie im Säuglings- und frühen Kindesalter. In: Henschel WF (Hrsg) Neuroleptanalgesie (Bericht über d. V. Bremer NLA Symposion) Schattauer, Stuttgart New York, S 227–233
35. Thile C, Rieger C (1975) Über die Anwendung der Neuroleptanalgesie im Kindesalter. Deutsch. Gesundheitswesen 30 Heft 25:1180
36. Way WL, Costley CL, Way EL (1965) Respiratory sensivity of the newborn infant to meperidine and morphine. Clin Pharmacol Therapeuth 6:454

Pharmakologie depolarisierender und nichtdepolarisierender Muskelrelaxanzien bei Neugeborenen und Kindern*

P. Heine

Muskelrelaxanzien (MR) sind seit der ersten klinischen Anwendung im Jahre 1942 ein fester Bestandteil unserer anästhesiologischen Praxis geworden. Die Verabreichung von Curare bei Eingriffen an Kindern wurde ein Jahr später zum ersten Mal beschrieben [10]. Im Laufe der nächsten Jahre wurde die Anwendung der bis dahin entwickelten nichtdepolarisierenden MR d-Tubocurarin und Gallamin wie auch des depolarisierenden Succinylcholins auch auf Säuglinge und Neugeborene ausgeweitet. Jedoch zeigten die jüngsten Patienten im Vergleich mit älteren Kindern, aber auch mit Erwachsenen ein quantitativ sehr unterschiedliches Verhalten. Neugeborene reagieren nach klinischen Kriterien, besonders hinsichtlich der Atemfunktion, auf nichtdepolarisierende MR erheblich empfindlicher als Erwachsene. Gegenüber Succinylcholin (Succ) sind Neugeborene dagegen deutlich unempfindlicher, wie Stead [31] und Telford u. Keats [32] in ihren Untersuchungen nachweisen konnten.

Bei einer Dosis von 0,8 mg Succ/kg KG betrug die mittlere Apnoezeit bei Neugeborenen nur 45 s, während bei Erwachsenen bei halber Dosierung eine 2- bis 3mal längere Apnoedauer zu beobachten war [31]. Bei kontinuierlicher Verabreichung des depolarisierenden Relaxans ist beim Kleinkind unter 1 Jahr nur mit der 4fachen Erwachsenendosis, bezogen auf das Körpergewicht, eine Apnoe aufrechtzuerhalten (Abb. 1). Diese Resistenz gegenüber Succ nimmt mit zunehmendem Alter zunächst schnell, bis zum 11. Lebensjahr dann langsamer ab und erreicht danach erst die Empfindlichkeit wie im Erwachsenenalter.

Auch die Bestimmung der Blockade der Reizübertragung an der neuromuskulären Synapse mittels Elektrostimulation erbrachte unterschiedliche Succ-Dosis-Wirkungs-Kurven für Säuglinge, Kinder und Erwachsene (Abb. 2).

Dieses inverse Verhalten der frühkindlichen Patienten gegenüber depolarisierenden und nichtdepolarisierenden MR ähnelt stark der Wirkung der beiden Pharmakagruppen auf Myasthenia-gravis-Patienten. Die Ähnlichkeit geht noch weiter: So treten bei pädiatrischen Patienten bis zu 3 Jahren nach Succ keine Muskelfaszikulationen auf.

Die Deutung dieser myasthenieähnlichen Wirkung ist sehr komplex, da eine Reihe physiologischer Unterschiede zwischen dieser Patientengruppe und Erwachsenen die Pharmakokinetik und -dynamik beeinflussen.

Bei der üblichen Dosierung in mg/kg KG wird nicht berücksichtigt, daß bei Neugeborenen, bezogen auf das Gewicht, sowohl das extrazelluläre Flüssigkeitsvolumen, die Muskelmasse sowie auch die Durchblutung der Muskulatur

* Herrn Prof. Dr. H. Kewitz zum 65. Geburtstag gewidmet

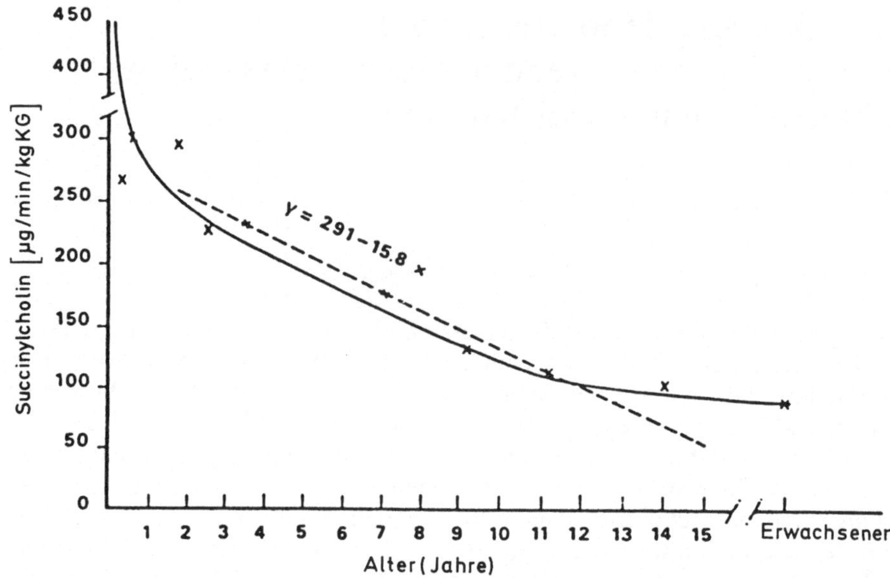

Abb. 1. Succinylcholindosis zur Aufrechterhaltung einer Apnoe bei Kindern verschiedenen Alters. [32]

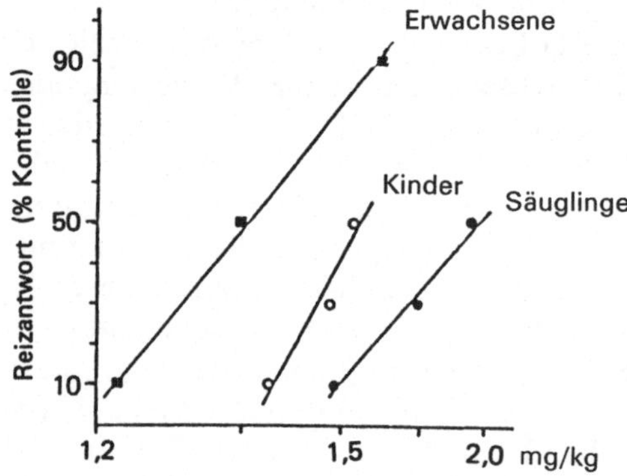

Abb. 2. Reizunterdrückung nach Succinylcholin bei verschiedenen Altersgruppen. (Mod. nach [9])

völlig andere Relationen ergeben (Tabelle 1). Aufgrund des relativ großen extrazellulären Flüssigkeitsvolumens bei Neugeborenen – 40–50% des Körpergewichts gegenüber 20–30% bei Erwachsenen – wird bei einer gewichtsbezogenen Dosierung eines hydrophilen Medikamentes wie Succ, das sich ausschließlich im extrazellulären Volumen verteilt, am Wirkort eine deutlich geringere Pharmakonzentration zu erwarten sein. Da die neuromuskulären Endplatten bereits beim Neugeborenen in der endgültigen Anzahl vorhanden sind, wird dieser Verdünnungseffekt des depolarisierenden MR als wesentliche Ursache der „Pseudoresistenz" [15] offensichtlich. Die deutlich niedrigere Pseudocholinesteraseaktivität der pädiatrischen Patienten, nur 40–50% der Aktivität der Erwachsenen, müßte zwar eine Wirkungsverstärkung hervorrufen. Sie spielt ge-

Tabelle 1. Physiologische Unterschiede zwischen Neugeborenen und Erwachsenen. (Mod. nach [15])

	Neugeborener		Erwachsener
Körperoberfläche/Körpergewicht	0,07		0,02
Extrazelluläres Flüssigkeitsvolumen/Körpergewicht	50%		20–30%
Plasmavolumen/Körpergewicht			
Muskelmasse/Körpergewicht	20–25%		33–45%
Zahl der Muskelfasern, Zahl der myoneuralen Endplatten			
Pseudocholinesterasespiegel	40%		100%

genüber den anderen Faktoren jedoch nur eine untergeordnete Rolle und ist klinisch nicht relevant.

Wird dagegen eine andere Bezugsgröße, die Körperoberfläche (KOF), für die Dosierung herangezogen – die Korrelation extrazelluläres Volumen/KOF ist mit 6–8 l/m^2 für alle Altersklassen nahezu konstant – tritt diese altersabhängige Resistenz nicht auf. So konnten Cook u. Fischer [8] objektiv durch direkte Messung der Muskelkontraktion nach elektrischer Nervenreizung nachweisen, daß mit steigender Succ-Dosis/KOF sowohl die Wirkung (Abb. 3) wie auch die Wirkungsdauer altersunabhängig zunehmen. Bei einer Dosis von 30–40 mg/m^2 KOF beträgt die neuromuskuläre Blockade an den Endplatten ca. 100%.

Nach Applikation wird Succ schnell durch Pseudocholinesterase zu Succ-Monocholin, einem Intermediärprodukt mit nur geringer relaxierender Wirkung, hydrolysiert und dann v. a. in der Leber weiter zu Bernsteinsäure und Cholin metabolisiert. Nur ein geringer Anteil, 5% der applizierten Dosis, gelangt an den eigentlichen Wirkungsort, die cholinergen postsynaptischen Rezeptoren der motorischen Endplatte. Dort lösen sie nach Anlagerung zunächst

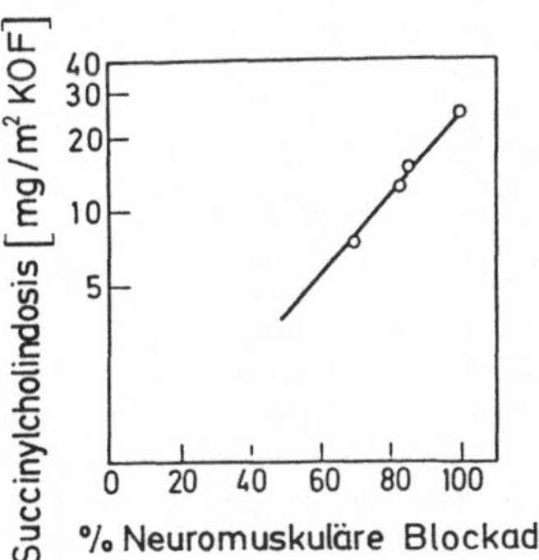

Abb. 3. Dosis-Wirkungs-Beziehung zwischen Succinylcholin, bezogen auf die Körperoberfläche, und neuromuskulärer Blockierung bei Kindern. [8]

eine Depolarisation, danach eine länger anhaltende Blockade der neuromuskulären Übertragung aus. Die membrangebundene Acetylcholinesterase hydrolysiert das Succ, allerdings langsamer als die eigentliche Transmittersubstanz Acetylcholin. Die postsynaptische Membran kann wieder in ihren Ruhezustand übergehen.

Die mit Wirkungseintritt bei Erwachsenen auftretenden Muskelfaszikulationen können bei Neugeborenen und Kleinkindern bis zum Alter von 2–3 Jahren nicht beobachtet werden. Salem et al. [28a] erklärten mit diesem Befund auch den bei den jüngsten Patienten gemessenen Abfall des intragastrischen Drucks – allerdings ist ein Kind mit vollem Magen genauso zu behandeln wie ein Erwachsener, der nicht nüchtern ist. – Bis zum Alter von 9 Jahren ist die Häufigkeit der muskulären Faszikulationen noch deutlich geringer als nach dem 10. Lebensjahr.

Als klinisch gravierende Nebenwirkung ist das Auftreten einer Bradykardie bis zur vorübergehenden Asystolie anzusehen, die besonders ausgeprägt nach wiederholten Gaben vorkommen. Diese parasympathikomimetische Reaktion (muskarinartiger Effekt an dem sinoaurikulären Knoten) tritt mit ca. 60% am häufigsten nach sublingualer Applikation, am wenigsten nach intramuskulärer Injektion (<30%) auf [25]. Daher sollte das Vagolytikum Atropin immer vor der Succ-Applikation gegeben werden. Von einer gleichzeitigen i.m.-Gabe beider Pharmaka wird aber abgeraten, da Atropin wegen einer initial vagotonen Wirkung den Succ-Effekt verstärkt.

Der bei Erwachsenen nach alleiniger Gabe von depolarisierenden MR auftretende Anstieg der Kaliumspiegel fällt bei Säuglingen und jüngeren Kindern deutlich geringer aus. Bei Verbrennungen >10% KOF, ausgedehnten Gewebsverletzungen sowie neuromuskulären Dysfunktionen besteht aber auch in dieser Altersklasse die Gefahr exzessiver Hyperkaliämien, weshalb dann keine depolarisierenden MR verabreicht werden dürfen.

Ein deutlich verlangsamtes Abklingen der Succ-Wirkung, die sog. „Succ-Apnoe", ist bei Patienten mit atypischer Pseudocholinesterase zu beobachten [21].

Tabelle 2. Verteilung der Plasmacholinesterasevarianten und Succinylcholinempfindlichkeit in der britischen Bevölkerung. (Mod. nach [33])

Genotyp	Häufigkeit [%]	Empfindlichkeit
$E1^uE1^u$	96	normal
$E1^uE1^a$	4	(+)
$E1^uE1^f$	0,5	+
$E1^uE1^s$	0,5	(+)
$E1^aE1^a$	0,05	+++
$E1^aE1^f$	0,005	++
$E1^aE1^s$	0,0035	+++
$E1^fE1^f$	0,00065	++
$E1^fE1^s$	0,0006	++
$E1^sE1^s$	0,001	+++

(+) fast normal ++ ausgeprägt
+ stärker als normal +++ sehr ausgeprägt

Es gibt 9 verschiedene genetisch determinierte Formen dieser atypischen Pseudocholinesterase, von denen 3 klinisch relevant sind (Tabelle 2). Die Bestimmung der Dibucain-, ggf. der Fluoridzahl ermöglicht eine genauere Klassifizierung. Aufgehoben wird die Succ-Wirkung durch die Gabe von Cholinesterase Behring.

Eine Myoglobinämie und -urie wird bei Kindern mit 30–40% deutlich häufiger als bei Erwachsenen (3%) beobachtet [28]. Sie tritt nach der intravenösen, nicht aber nach der intramuskulären Applikation von Succ auf (langsameres Anfluten des Pharmakons?). Gefährlich wird dieser Anstieg allerdings nur bei einem sehr geringen Anteil der älteren Kinder; bei ihnen kann es zum Vollbild einer paroxysmalen idiopathischen Myoglobinurie kommen, die bei ca. 30% der Fälle auch mit akutem Nierenversagen einhergeht.

Die schwerwiegendste Komplikation, bei der allerdings heute Succ nicht mehr als einziges auslösendes Agens bekannt ist, ist die maligne Hyperthermie. Sie kommt bei Kindern und Jugendlichen etwa mit einer Häufigkeit von 1:14000 vor, 3- bis 6mal häufiger als bei Erwachsenen. Diese angeborene Störung tritt auffallend häufig bei Patienten mit Myotonien auf. Das Leitsymptom dieser lebensbedrohlichen Komplikation ist der plötzliche Temperaturanstieg (bis 3 °C/min), bei 75% der Patienten fällt auch ein zu Beginn auftretender Muskelrigor (Intubationsschwierigkeiten!) auf. Pathogenetisch liegt eine Störung des Kalziumstoffwechsels in der Muskelzelle vor. Aus der maximalen Aktivierung des kontraktilen Systems resultiert eine extreme Steigerung des Stoffwechsels mit Tachykardie und Arrhythmie, Tachypnoe, ausgeprägter Stimulation des endokrinen Systems, gelegentlich auch Konvulsionen. Biochemisch imponiert der Anstieg der CK-MM, eine ausgeprägte respiratorische und metabolische Azidose, Hypoxämie und Hyperkaliämie.

Die Therapie besteht neben der symptomatischen Behandlung (Oxygenierung, Alkalisierung, Volumensubstitution, Behandlung der Rhythmusstörungen, intensive Kühlung und Kortikoidgabe) in der intravenösen Gabe von

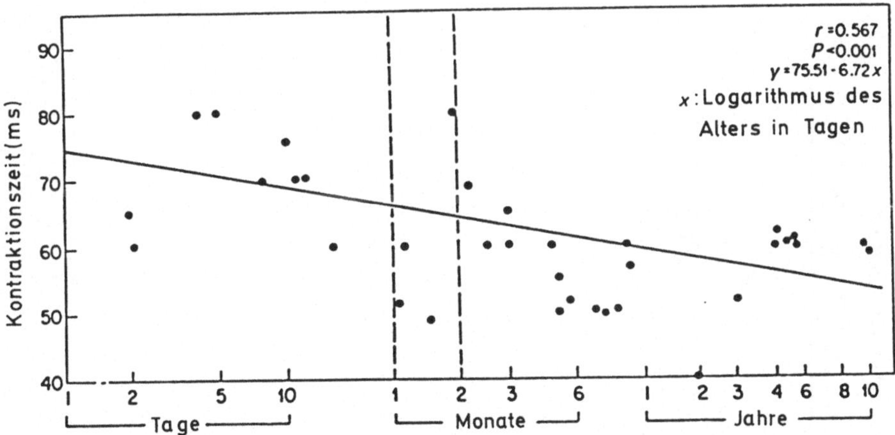

Abb. 4. Kontraktionszeit des M. adductor pollicis nach supramaximaler Stimulation mit 0,25 Hz bei Kindern zwischen dem 1. Lebenstag und dem 10. Lebensjahr. [16]

Dantrolene, einem Hydantoinderivat, das kausal in den Kalziumstoffwechsel eingreift [30]. Initial wird 1 mg/kg KG schnell injiziert, bei Bedarf kann bis 10 mg/kg KG/24 h nachgegeben werden. Bei höheren Dosen ist zu beachten, daß eine mehr oder minder ausgeprägte Muskelschwäche auftreten kann.

Wie bereits anfangs erwähnt, reagieren Neugeborene auf nichtdepolarisierende MR erheblich empfindlicher als größere Kinder oder Erwachsene, wenn klinische Kriterien wie Apnoe oder Operationsbedingungen zugrunde gelegt werden. In-vitro-Untersuchungen an Tieren zeigten, daß die gesteigerte Sensibilität der neonatalen neuromuskulären Endplatte gegenüber kompetitiven Relaxanzien in den ersten Tagen auf eine bestehende Unreife zurückzuführen ist. In vivo erbrachte die elektrische Reizung des M. adductor pollicis beim Neugeborenen bereits ohne Relaxierung eine deutlich langsamere Kontraktion als beim 2 Monate alten Kleinkind (Abb. 4). Dies ist Folge einer unkoordinierten Innervation der Muskulatur, da zunächst die gesamte Muskelfaser acetylcholinempfindlich ist. Innerhalb weniger Wochen reduziert sich der Transmissionsbereich auf die neuromuskuläre Konnektion, vorausgesetzt eine normale neurale Entwicklung läuft parallel. Bei zerebralen oder peripheren neurologischen Anomalien ist diese Entwicklung gestört. Elektrophysiologische Korrelate dieser Reifung sind Änderungen der Frequenz wie der Amplitude der Miniaturendplattenpotentiale. Parallel dazu nimmt kontinuierlich die Empfindlichkeit gegenüber nichtdepolarisierenden MR ab (Abb. 5). Die größere Variabilität in der Dosierung in den ersten 10 Tagen wird auf das relativ größere extrazelluläre Flüssigkeitsvolumen zurückgeführt. In der 4.–8. Lebenswoche entspricht die erforderliche Dosierung der Erwachsenendosis.

Für Alcuronium [3] wie auch Pancuronium (Abb. 6) wurde ein ähnliches Verhalten der Dosisgröße in Abhängigkeit vom Lebensalter bis zu einem Monat gefunden.

Untersuchungen mittels elektrischer Nervenstimulation ergaben dagegen bereits im jüngsten Alter hinsichtlich Wirkungsstärke und -dauer bei gleicher Dosierung pro kg Körpergewicht keinen Unterschied zu Jugendlichen oder Erwachsenen [6, 19, 24].

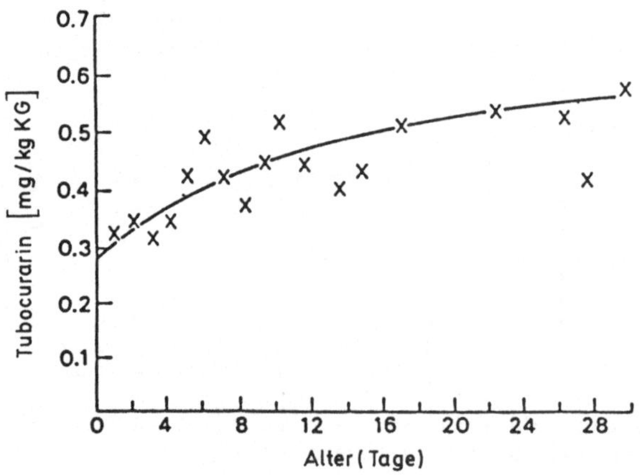

Abb. 5. Relaxierende Tubocurarindosis bei Säuglingen in den ersten 4 Wochen. [5]

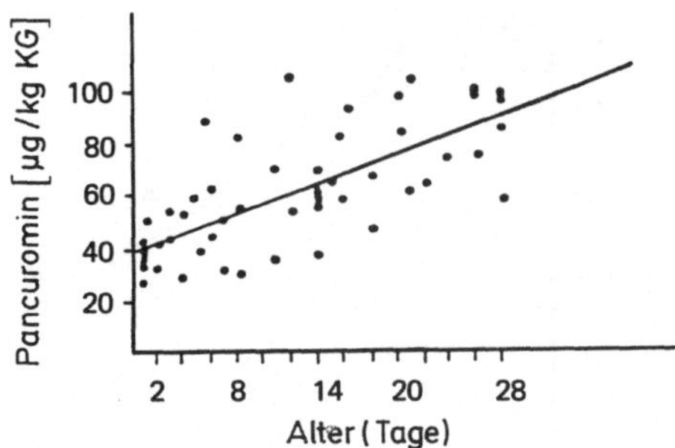

Abb. 6. Pancuroniumdosierung in den ersten 28 Lebenstagen. [2]

Verschiedene Gründe sind für diese Diskrepanz zwischen klinischen und elektrophysiologischen Befunden verantwortlich:

1. Die Nervenstimulation wurde durchweg an der Hand durchgeführt. Churchill-Davidson et al. [6] und andere Untersucher konnten zeigen, daß eine MR-bedingte Beeinträchtigung der Atemmuskulatur bei Neugeborenen, noch mehr bei Frühgeborenen, stärker ausgeprägt war als die der Handmuskeln, was auf eine unterschiedlich schnelle Ausreifung der neuromuskulären Transmission zwischen diesen beiden Muskelgruppen zurückgeführt wird [16, 17, 22].
2. Andererseits unterscheidet sich die Atemtätigkeit beim Neugeborenen erheblich von der des Erwachsenen. Der höhere O_2-Verbrauch bei relativ gleichgroßer alveolärer Oberfläche erfordert eine größere Atemtätigkeit mit entsprechend geringerer Reserve. Weiterhin bedeutet die relative Instabilität der Atemwege und des Thorax ein großes Closing Volume, bezogen auf das Atemvolumen, und eine unökonomischere Atemarbeit. Ein geringgradig durch nichtdepolarisierende MR reduziertes Tidalvolumen führt damit bereits frühzeitig zu einer bedeutenden Einschränkung der respiratorischen Funktion.

Zusammengefaßt ist die gesteigerte Sensibilität der frühkindlichen Patientengruppe nur eine „Pseudoempfindlichkeit", wie durch Neurostimulationen nachgewiesen wurde, aber von erheblicher klinischer Relevanz.

Eine ganze Reihe zusätzlicher Faktoren beeinflußt die Wirksamkeit der MR:

- Der synergistische Effekt der Inhalationsanästhetika ist aus zahlreichen Untersuchungen bekannt.
- Besonders bei Frühgeborenen spielt die sehr schnell auftretende Unterkühlung eine entscheidende Rolle bei Wirkungseintritt und -dauer der MR wie auch bei der Erholungszeit. Bereits ohne MR nimmt die Antwort auf einen Nervenreiz mit sinkender Temperatur deutlich ab (Abb. 7).
- Störungen im Säure-Basen-Haushalt im Sinne einer respiratorischen Azidose verzögern ebenfalls die Wiederherstellung einer ausreichenden Muskelfunktion. – Das gleiche gilt für akute Elektrolytstörungen. Hypokaliämie z. B. steigert die Empfindlichkeit für MR.

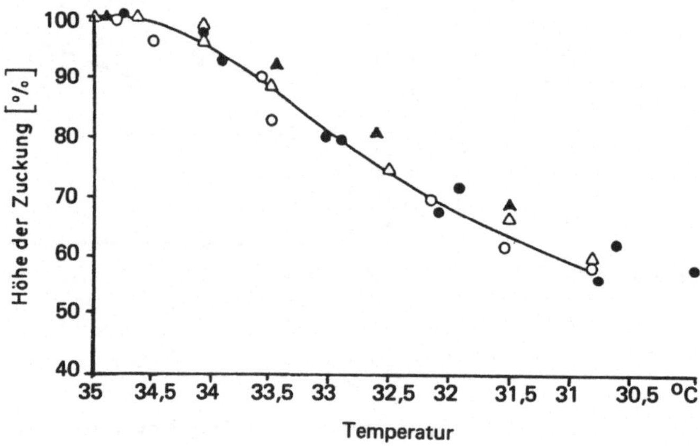

Abb. 7. Abhängigkeit der Reizantwortstärke von der Körpertemperatur. [11]

- Zahlreiche Antibiotika interferieren selbst mit den verschiedenen Schritten der neuromuskulären Übertragung; klinisch relevant wird die Interaktion in der Regel nur bei einigen Medikamenten, besonders bei Früh- und Neugeborenen. In Kombination mit nichtdepolarisierenden MR dagegen muß man aber mit einer Verlängerung der Relaxanzienwirkung rechnen. - Auch bei zahlreichen anderen Medikamenten, u. a. Barbituraten und Ketamin, ist eine Interaktion mit neuromuskulären Blockern festgestellt worden. Ihre klinische Bedeutung ist aber aufgrund großer individueller Variationen der Reaktion auf MR oft schwer einzuschätzen.

Die nichtdepolarisierenden MR besitzen eine Reihe unerwünschter Nebenwirkungen, die teilweise auf denselben Wirkungsmechanismus, der für die Relaxation verantwortlich ist, zurückzuführen sind: die Interaktionen mit nikotin- und muskarinartigen cholinergen Rezeptoren (Tabelle 3).

Tubocurarin (dTC) als das älteste und daher am besten untersuchte Pharmakon dient als Referenzsubstanz für die anderen kompetitiven neuromuskulären

Tabelle 3. Effekte der Muskelrelaxanzien auf andere, autonome Rezeptoren. [27a]

Pharmakon	Autonome Ganglien	Kardiale muskarinische Rezeptoren	Histamin-freisetzung
Succinylcholin	Stimuliert	Stimuliert	Leicht
d-Tubocurarin	Blockiert	Keine Wirkung	Mäßig
Metocurin	Blockiert (schwach)	Keine Wirkung	Leicht
Gallamin	Keine Wirkung	Blockiert (stark)	Keine
Pancuronium	Keine Wirkung	Blockiert (mäßig)	Keine
Atracurium	Keine Wirkung	Keine Wirkung	Leicht
Vecuronium	Keine Wirkung	Keine Wirkung	Keine

Blocker. Es besitzt in therapeutischer Dosierung (0,4–0,5 mg/kg KG) ausgeprägte ganglienblockierende Wirkung, wobei der parasympathikomimetische Anteil stärker betroffen ist als der symphatikomimetische. Der blutdrucksenkende Effekt wird noch verstärkt durch die Histaminfreisetzung, worauf auch Ödem- und Erythembildung und gelegentliches Auftreten von Bronchospasmen zurückzuführen sind.

Alcuronium besitzt diese Eigenschaften in geringerem Ausmaß, hat aber in einer Dosierung von 0,15–0,25 mg/kg KG eine ähnliche vagolytische Wirkung. Diese Substanz hat im Gegensatz zu dTC bei jungen Kindern einen kürzeren relaxierenden Effekt als bei Jugendlichen, weshalb eine Dosis von 0,3 mg/kg KG zur Intubation als erforderlich beschrieben wird.

Nach Pancuronium bleiben die Kreislaufverhältnisse nahezu stabil. Die bei Erwachsenen ab Dosen von 0,06 mg/kg KG bekannte Zunahme der Herzfrequenz, besonders bei intravenösen Narkoseformen, tritt bei Kindern mit Herzfrequenzen über 100/min kaum in Erscheinung. Auffallend ist, daß Kinder gegenüber Pancuronium deutlich unempfindlicher reagieren. Die Dosierung für eine maximale Reizunterdrückung wird mit 0,13 mg/kg KG angegeben im Gegensatz zu 0,08 mg/kg KG bei Erwachsenen.

Bei Atracurium treten selbst nach doppelter ED_{95} (0,6 mg/kg KG) keine kardiovaskulären Effekte auf. Die Erholungszeit von 25–75% der Kontrollreaktion liegt bei 14 min für 2- bis 10jährige Kinder. Von einer Anwendung von Atracurium bei Säuglingen und Kindern sollte jedoch bis zur Klärung einer eventuellen Toxizität einiger Metaboliten vorerst abgesehen werden [1].

Vecuronium verursacht in klinisch erforderlichen Dosen keine kardiovaskulären Nebenwirkungen. Der Wirkungseintritt bei Kindern unter einem Jahr ist mit 1,5 min kürzer als bei größeren Kindern (1–8 Jahren) mit 2,4 und Erwachsenen mit 2,9 min [12]. Die Erholungszeit von 25–75% der Kontrollaktivität beträgt 19 min; vom Beginn der maximalen Relaxierung bis zur vollständigen Wiederherstellung dauert es bei einjährigen Kindern 73 min, bei Erwachsenen 53 min [12]. Zusätzliche Vecuroniumgaben sollen daher bei Kleinkindern nur in größeren Intervallen gegeben werden.

Nach Beendigung der Narkose wird in der pädiatrischen Anästhesie, eingedenk der Empfindlichkeit besonders der respiratorischen Funktion bei einem auch nur geringen Relaxanzienüberhang, häufig routinemäßig antagonisiert. Als Cholinesterasehemmer wird neben Neostigmin (0,035 mg/kg KG) oder Pyridostigmin (0,1 mg/kg KG) in letzter Zeit auch Edrophonium (0,7 mg/kg) empfohlen [14, 27]. Der Vorteil des letzteren Pharmakons liegt in dem schnelleren Wirkungseintritt und seinen erheblich geringeren muskarinartigen Nebenwirkungen. Aufgrund des kleineren Verteilungsvolumens und der relativ größeren Muskeldurchblutung von Kleinkindern und jüngeren Kindern tritt die Wirkung trotz einer um 50% reduzierten Dosierung schneller als bei Erwachsenen ein, wie mittels Neurostimulation bestätigt werden konnte (Abb. 8).

Zusammengefaßt haben depolarisierende und nichtdepolarisierende MR also auch in der Kinderanästhesie ihren festen Platz, vorausgesetzt die altersbedingten physiologischen Besonderheiten sowie die größere Empfindlichkeit der pädiatrischen Patienten gegenüber anästhesie- oder operationsbedingten Einflüssen werden berücksichtigt.

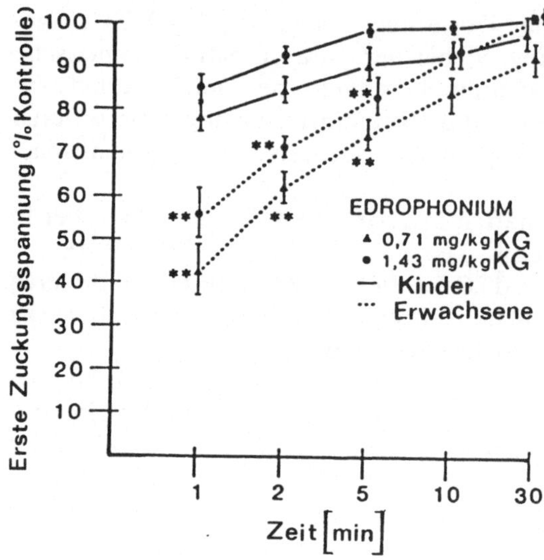

Abb. 8. Unterschiede in der Wirkung von Edrophonium bei Kindern und Erwachsenen. [27]

Diskussion

Frage: Sie haben gesagt, daß es bei Kindern bis zum 2. Lebensjahr nicht zur Muskelfaszikulation kommt. Woran liegt das? Bedeutet das, daß man deshalb bei diesen Kindern auf die Präkurarisierung verzichten kann?

Heine, Berlin: Es liegt an einer relativen Unreife der Muskelendplatte, daß es nicht zu diesem Effekt kommt. Deshalb ist die Präkurarisierung auch nicht erforderlich. Gerade bei diesen Kleinkindergruppen besteht bei den Dosierungen, die zur Präkurarisierung üblich sind, die Gefahr einer Apnoe, die dann auf die Empfindlichkeit der Muskelendplatte bei diesen Kindern zurückzuführen ist.

Bormann, Gießen: Ich möchte die Bemerkung der Kreislaufstabilität unter Pancuronium etwas modifiziert sehen. Sie sprechen vom Kleinkind, da mag dies zutreffen, ganz besonders bezogen auf Frühgeborene und unreife Kinder; aber bei Kleinkindern mit Shuntvitium muß man etwas weniger erfahrene Kollegen warnen; es kann ganz speziell bei Kleinkindern, wenn man die Normaldosierung, 0,08 oder 0,1 mg/kg KG, nimmt, zu dramatischen Blutdruckabfällen kommen, und zwar von 70 auf 0. Dies bitte ich zu bedenken.

Altemeyer, Ulm: Sie meinen das Alloferin, nicht das Pancuronium, Beim Alloferin ist es typisch, beim Pancuronium seltener. Ich möchte noch einmal betonen, wenn wir schon Succinylcholin nehmen, ist das Atropin vorher obligat. Es gibt irreversible Bradykardien und Asystolien, wenn man Succinylcholin i.v. gibt, ohne vorher Atropin gegeben zu haben. Wir benutzen deshalb jetzt auch gern das Vecuronium, weil man dann vorher das Atropin nicht braucht. Atropin wird ja auch nachgesagt, Hyperthermien – es muß ja nicht gleich eine maligne sein –, aber auch Tachykardien und die unangenehme Schleimhauttrokkenheit zu verursachen. Aber vor der Succinylcholingabe ist Atropin obligat. Die Applikation in die Zunge sollte man ad acta legen. Man muß einen intravenösen Zugang haben, denn die Applikation in die Zunge oder sonst irgendwohin ist sehr unangenehm.

Link, Berlin: Das macht man doch nur im Notfall, nicht als Routinemethode.

Heine, Berlin: Aber gerade im Notfall, wenn man es machen muß, tritt nach sublingualer Applikation erst eine Bradykardie auf, und deshalb ist der intravenöse Zugang obligat.

Link, Berlin: Sie gehen aber auch davon aus, daß man keine Narkose macht ohne intravenösen Zugang. Ich möchte noch folgendes wissen: Ist Pancuronium das geeignete Muskelrelaxans in der Kinderanästhesie? Braucht man überhaupt Pancuronium?

Heine, Berlin: Es war nicht die Frage, ob man überhaupt Relaxanzien braucht oder nicht; wir wissen ja aus Erfahrung, daß bei den mittellangen Eingriffen bei Kindern mit Inhalationsnarkotika überhaupt kein Muskelrelaxans notwendig ist. Besonders die modernen Inhalationsnarkotika führen zu einer stärkeren Einschränkung der neuromuskulären Blocker. Darüber muß man sich im klaren sein, wenn man z.B. bei Enfluran und Isofluran sieht, wie mit steigender Volumenkonzentration die Mengen an Relaxanzien zurückgehen. Sie gehen um den Faktor 4:1 oder 5:1 zurück; d.h. mit höheren Inhalationsnarkosegaskonzentrationen brauchen Sie nur ⅕ der für eine Neuroleptanästhesie an sich üblichen Dosis.

Kühn, Hannover: Ich glaube auch, daß man bei den Inhalationsnarkosen keine Muskelrelaxanzien braucht; aber gerade die Gruppe, die Frau Kraus angesprochen hat und die ja die modifizierte Neuroleptanästhesie erhält, benötigt Muskelrelaxanzien, und hier bietet sich das Pancuronium an, besonders wenn man bedenkt, daß bei diesen großen rekonstruktiven Eingriffen eine postoperative Beatmung meist notwendig ist.

Literatur

1. Agoston S, Langrehr D (1984) Atracurium Besylat (Tracrium[R]). Ein neues nicht-depolarisierendes Relaxans. Anaesthesist 33:539
2. Benett EJ, Ignacio H, Patel K, Grundy EM, Salem MR (1976) Tubocurarine and the neonate. Br J Anaesth 48:687
3. Bush GH (1965) The clinical comparison between tubocurarine and diallylnortoxiferne in children. Br J Anaesth 37:540
4. Bush GH (1982) The pharmacology of neuromuscular blocking agents in children. In: Rees GR, Gray TC (eds) Paediatric anaesthesia. Trends in current practice. Butterworths, London, p 41
5. Bush GH, Stead AL (1962) The use of d-tubocurarine in neonatal anaesthesia. Br J Anaesth 34:721
6. Churchill-Davidson HC, Wise RP (1964) The response of the newborn infant to muscle relaxants. Can Anaesth Soc J 11:1
7. Cook DR (1981) Muscel relaxants in infants and children. Anesth Analg 60:335

8. Cook DR, Fischer CG (1975) Neuromuscular blocking effects of succinylcholine in infants and children. Anesthesiology 42:663
9. Cook DR, Wingard LB, Taylor FH (1976) Pharmacokinetics of succinylcholine in infants, children and adults. Clin Pharmacol Ther 20:493
10. Cullen SC (1943) The use of curare for the improvement of abdominal muscle relaxation during inhalation anaesthesia. Surgery 14:261
11. Feldmann SA (1977) Effect of hypothermia in neuromuscular conduction. In: Hülsz E et al. (eds) Proceedings of the VII. World Congress of Anaesthesiology. Excerpta Medica, Amsterdam, p 128
12. Fisher DM, Miller RD (1983) Neuromuscular effects of vecuronium (ORG NC 45) in infants and schildren during N_2O, halothane anesthesia. Anesthesiology 58:519
13. Fisher DM, Cronnelly R, Miller RD, Sharma M (1983) The neuromuscular pharmacology of neostigmine in infants and children. Anesthesiology 59:220
14. Fisher DM, Cronnelly R, Sharma M, Miller RD (1984) Clinical pharmacology of edrophonium in infants and children. Anesthesiology 61:428
15. Gattiker R (1980) Muskelrelaxantien im Kindesalter, insbesondere auch bei Kleinkindern und Säuglingen mit angeborenen Herzfehlern. In: Ahnefeld FW, Bergmann H, Burri C et al. (Hrsg) Muskelrelaxantien. Springer, Berlin Heidelberg New York (Klinische Anästhesiologie und Intensivtherapie, Bd 22, S 175)
16. Goudsouzian NG (1980) Maturation of neuromuscular transmission in the infant. Br J Anaesth 52:205
17. Goudsouzian NG (1982) The physiology and pharmacology of neuromuscular transmission in infants and children. In: Steward DJ (ed) Some aspects of pediatric anesthesia. Excerpta Medica, Amsterdam, p 59
18. Goudsouzian NG (1983) Vecuronium in pediatric anesthesia. In: Agoston S, Bowman WC, Miller RD, Viby-Mogensen J (ed) Clinical experiences with Norcuron (ORG NC 45, recuronium bromide). Excerpta Medica, Amsterdam, p 167
19. Goudsouzian NG, Dolon JV, Ryan JF, Savarese JJ (1975) Re-evaluation of d-tubocurarine dosage and duration in the pediatric age groups. Anesthesiologie 43:416
20. Goudsouzian NG, Liu LMP, Coté CHJ, Gionfriddo M, Rudd GD (1983) Safety and efficacy of atracurium in adolescents and children anesthetized with halothane. Anesthesiology 59:459
21. Kalow W, Genest K (1957) Methods of detection of atypical forms of human serum cholinesterase; determination of dibucaine numbers. Can J Biochem Physiol 35:339
22. Keens TG, Bryan AC, Levinson H, Jamuzzo CD (1978) Developmental pattern of muscle fiber and types in human ventilatory muscles. J Appl Physiol 44:909
23. Lim HS, Davenport HT, Robson MB (1964) The response of infants and children to muscle relaxants. Anesthesiology 25:161
24. Long G, Bachman L (1967) Neuromuscular blockade by d-tubocurarine in children. Anesthesiology 28:723
25. Mazze RJ, Dunbar RW (1968) Intralingual succinylcholine administration in children: An alternative to intraveneous and intramuscular routes? Anesth Analg 47:605
26. McIndewar IC, Marshall RJ (1981) Interactions betwen the neuromuscular blocking drug ORG NC 45 and some anaesthetic, analgetic and antimicrobial agents. Br J Anaesth 53:785
27. Meakin G, Sweet PT, Bevan JC, Bevan DR (1983) Neostigmine and edrophonium as antagonists of pancuronium in infants and children. Anesthesiology 59:316
27a Miller RD, Savarese JJ (1981) Pharmacology of muscle relaxants, their antagonists, and monitoring of neuromuscular function. In Miller RD (ed): Anesthesia, Churchill Livingstone, New York, p 507
28. Ryan JF (1971) Myoglobinemia after a single dose of succinylcholine. N Engl J Med 285:824
28a Salem MR, Wong AY, Lim YH (1972) The effect of suxamethonium on the intragastric pressure infants and children. Br J Anaesth 44:166
29. Schuh FT (1983) Muskelrelaxantien in der Kinderanästhesie. In: Brückner JB (Hrsg) Kinderanästhesie. Prämedikation - Narkoseausleitung, Springer, Berlin Heidelberg New York, S 34

30. Schulte-Sasse U, Eberlein HJ (1983) Die maligne Hyperthermie. Anaesthesist 32:141
31. Stead AL (1955) The response of the newborn infant to muscle relaxants. Br J Anaesth 27:124
32. Telford J, Keats AS (1957) Succinylcholine in cardiovascular surgery of infants and children. Anesthesiology 18:841
33. Whittaker M (1980) Plasma cholinesterase variants and the anaesthesist. Anaesthesia 35:174

Narkosebeatmung bei Säuglingen und Kindern

J. Schäffer

Einleitung

Das Thema „Narkosebeatmung im Kindesalter", und damit ist v.a. das Früh-, Neugeborenen- und Säuglingsalter gemeint, läßt vor den Augen vieler Anästhesisten ein deutliches „Cave" erscheinen. Die Gründe hierfür sind mannigfaltig: An erster Stelle steht sicher, daß die Narkose in den meisten Fällen nicht durch einen speziellen Kinderanästhesisten durchgeführt wird, sondern durch einen Allroundanästhesisten, der Patienten dieser Altersklasse mit betreuen muß, dieses folglich auch nur sporadisch macht. Hinzu kommen anatomische und physiologische Besonderheiten gegenüber Erwachsenen sowie die Anwendung eines besonderen Instrumentariums.

In den letzten Jahren wurden jedoch Methoden entwickelt, die die Narkosebeatmung im Kindesalter auch für Allroundanästhesisten sicherer machen, so daß das „Cave" zumindest etwas kleiner wird.

Die verschiedenen Probleme der Beatmung sollen im folgenden dargestellt werden, wobei zunächst auf die Sicherung des Luftweges, dann auf die gebräuchlichen Narkosesysteme, das Monitoring und die Narkoserespiratoren eingegangen werden soll. Der Schwerpunkt liegt bei dieser Darstellung darauf, die spezielle Problematik und ihre klinische Lösung darzustellen.

Sicherung des Luftweges

Die Frage Maskenbeatmung oder Intubation sollte heute nach den gleichen Kriterien beantwortet werden wie bei Erwachsenen. Während früher die Angst vor einem subglottischen Ödem mit Verlegung der Luftwege der Grund dafür war, mit der endotrachealen Intubation zurückhaltend zu sein, können diese Bedenken nach der Entwicklung neuerer Materialien für Endotrachealtuben und dem Verzicht auf Tuben mit Blockermanschetten reduziert werden.

Maskenbeatmung

Die Indikation zur Maskenbeatmung ist nur bei kurzen Narkosen bei Kindern, die keine respiratorischen Probleme bieten, gegeben. Sie ist hingegen kontraindiziert bei langdauernden Eingriffen, Aspirationsgefahr bei „vollem Magen", akutem Abdomen, HNO- und kieferchirurgischen Eingriffen und intraabdominellen oder intrathorakalen Eingriffen sowie bei Patienten mit einem erhöhten respiratorischen Risiko.

Da die in der Erwachsenenmedizin benutzten Masken den anatomischen Totraum vergrößern, wurden, um diese Veränderung bei den Kindern so gering wie möglich zu halten, spezielle Masken entwickelt, wobei das Modell nach Rendell und Baker heute am weitesten verbreitet ist. Heute werden auch Modelle aus durchsichtigem Kunststoff angeboten, so daß die Farbe der Lippen beurteilt werden kann, ohne daß die Maske abgehoben werden muß.

Intubation

Bei allen länger andauernden Narkosen, bei Aspirationsgefahr, bei intraabdominellen oder intrathorakalen Eingriffen und bei Patienten mit erhöhtem respiratorischem Risiko besteht die Indikation zur Intubation. Spezielle Kontraindikationen bestehen nicht.

Der Kehlkopf des Neugeborenen steht 1,5–2 Wirbelkörper höher als beim Erwachsenen (Abb. 1). Dabei ragt die Epiglottis U-, manchmal sogar V-förmig in den Rachenraum hervor. Der Kopf des Kindes wird daher zur Intubation erhöht in „Schnüffelstellung" gelagert. Dazu eignet sich ein Ring oder besser noch ein mit einem Loch versehenes Schaumstoffkissen.

Die engste Stelle des kindlichen Kehlkopfes bilden nicht wie beim Erwachsenen die Stimmbänder, sondern im subglottischen Raum das Krikoid. Dieses wölbt sich wulstartig hervor und limitiert so die maximale Tubusgröße. Vor allem bei der Verwendung von gebogenen Tuben kann die Tubusspitze an dieser Verengung hängenbleiben. In diesem Fall wird der Tubus um 180° gedreht und kann so behutsam über das Hindernis vorgeschoben werden.

Das Kehlkopfskelett ist innen mit einem leicht schwellenden lockeren Bindegewebe überzogen. Wegen der kleinen anatomischen Verhältnisse bedeutet eine geringgradige Schwellung eine erhebliche Atemwegsbehinderung, da nach dem Hagen-Poiseuilleschen Gesetz der Strömungswiderstand umgekehrt pro-

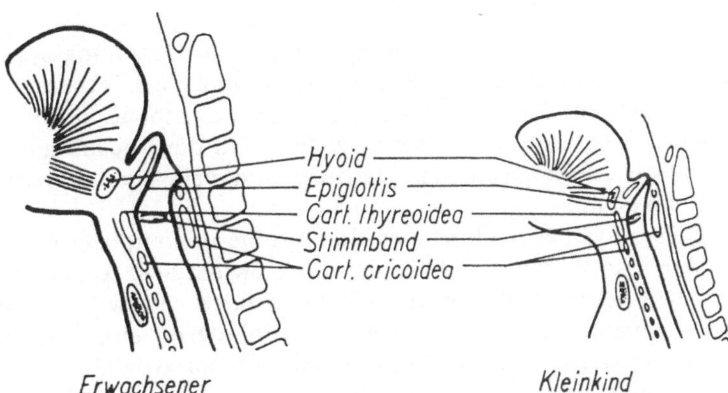

Abb. 1. Vergleich der topographischen Kehlkopfverhältnisse bei Erwachsenen und Kleinkindern. (Nach [11])

portional der 4. Potenz des Radius ist. Um eine Schwellung zu vermeiden, muß so behutsam wie möglich intubiert werden. Dazu wird das Kind narkotisiert und möglichst relaxiert. Bis zum Alter von 8–10 Jahren werden Tuben ohne Blockungsmanschette verwendet, da der Druck auf die Schleimhaut eine Reizung und damit eine Schwellung verursacht.

Wegen der kleinen anatomischen Verhältnisse ist die Gefahr der einseitigen Intubation sehr groß, besonders wenn der unerfahrene Anästhesist aus Freude über die erfolgreiche Intubation den Tubus zu tief in die Trachea hineinschiebt. Aus diesem Grund werden Endotrachealtuben angeboten, deren Tubusspitze markiert ist. Diese Markierung soll gerade zwischen den Stimmbändern verschwinden. Eine weitere Sicherheit bietet das links aufgeklebte präkordiale Stethoskop. Außerdem ist die Tubusspitze bei Kindern durch die Trachea hindurch zu tasten.

Welcher Kinderlaryngoskopspatel benutzt wird, hängt hauptsächlich von der Einstellung und der Erfahrung des Anästhesisten ab. Bei Neugeborenen wird häufig der gerade Spatel nach Miller verwendet, bei dem zur Intubation im Gegensatz zum MacIntosh-Spatel die Epiglottis mit aufgeladen wird.

Zur Extubation werden 2 Zeitpunkte empfohlen. Häufig werden Kinder in tiefer Narkose extubiert, da hier die Gefahr des Laryngospasmus gering ist. Zu diesem Zeitpunkt wirkt jedoch die Atemdepression der Anästhetika weiter, und es besteht kein sicherer Aspirationsschutz. Wir extubieren zu diesem Zeitpunkt nur bei Kindern mit Asthma bronchiale oder einem Laryngospasmus in der Anamnese. In der Regel bevorzugen wir die Extubation nach Wiederauftreten der Schutzreflexe. Die Kinder müssen bei Raumluftatmung eine ausreichende Atemfunktion haben und werden dann nach kurzer O_2-Beatmung mit Überdruck extubiert. Das endotracheale Absaugen ist zu diesem Zeitpunkt kontraindiziert, um einen Bronchospasmus zu vermeiden.

Narkosesysteme

Kuhn-System

Grundsatz bei der Entwicklung von Narkosebeatmungssystemen für Kinder war es immer, den Atemwegswiderstand und den Totraum so klein wie möglich zu halten. Aus diesem Grund wurde weitgehend auf die Verwendung von In- und Exspirationsventilen verzichtet und die Rückatmung durch eine hohe Frischgaszufuhr vermieden. Das heute am weitesten verbreitete System ist das Kuhn-System.

Dieses System zeichnet sich durch seine unkomplizerte Konstruktion, seine leichte Handhabung und das geringe Gewicht aus. Außerdem wird durch den hohen Frischgasfluß – er muß 3mal so hoch sein wie das Atemminutenvolumen, um eine Rückatmung sicher zu verhindern – eine Änderung der Narkosegaszusammensetzung schnell wirksam, die Narkose läßt sich sehr gut steuern.

Dem sind jedoch etliche Nachteile gegenüberzustellen. Volumetrie und Kapnometrie sind aufgrund der besonderen Charakteristika des Spülgassystems nicht möglich. Infolge des hohen Frischgasflows ist die Beatmungsluft trocken und kalt. Außerdem resultiert ein hoher unökonomischer Gasverbrauch. Manometrie und Narkosegasabsaugen sind nur bei speziellen Modifikationen wie der nach Link et al. [9] möglich (Abb. 2).

Ambu-Paedi-System

In die Reihe der halboffenen Narkosebeatmungssysteme gehört auch das Ambu-Paedi-System (Abb. 3). Es ist für die Narkosebeatmung bei Kindern bis zu maximal 20 kg ausgelegt. Im Gegensatz zum Kuhn-System ist es mit Ventilen ausgestattet, um eine Rückatmung zu verhindern. In den Inspirationsteil ist ein Druckmanometer und ein einstellbares Überdruckventil eingebaut, über das eine Kurzschlußverbindung zum Expirationsschenkel und damit zur Narkosegasabsaugung hergestellt wird. Mit diesem Druckmanometer läßt sich die Füllung des Beatmungsbeutels regulieren. Das In- und Exspirationsventil, das vom Baby-Ambu-Beutel übernommen wurde, befindet sich direkt an der Konnektionsstelle zum Tubus. Diese Ventilkonstruktion läßt eine Vorwärtsleckage zu, d. h. bei Atemstillstand nimmt das Ventil eine Mittelstellung ein, bei der das nachströmende Frischgas durch Inspirations- und Exspirationsventil direkt in den Expirationsschenkel strömt. Erst bei einem relativ hohen initialen Gasfluß von etwa 13 l/min wird der Gasstrom in Inspirations- und Exspirationsstrom getrennt. Gerade diese Doppelfunktion des Ventils ist der Schwachpunkt des Ambu-Paedi-Systems: Bei zu hohem Inspirationsfluß ist eine ungehinderte Exspiration nicht möglich, weil das Einatemventil auf dem Ausatmungsstutzen

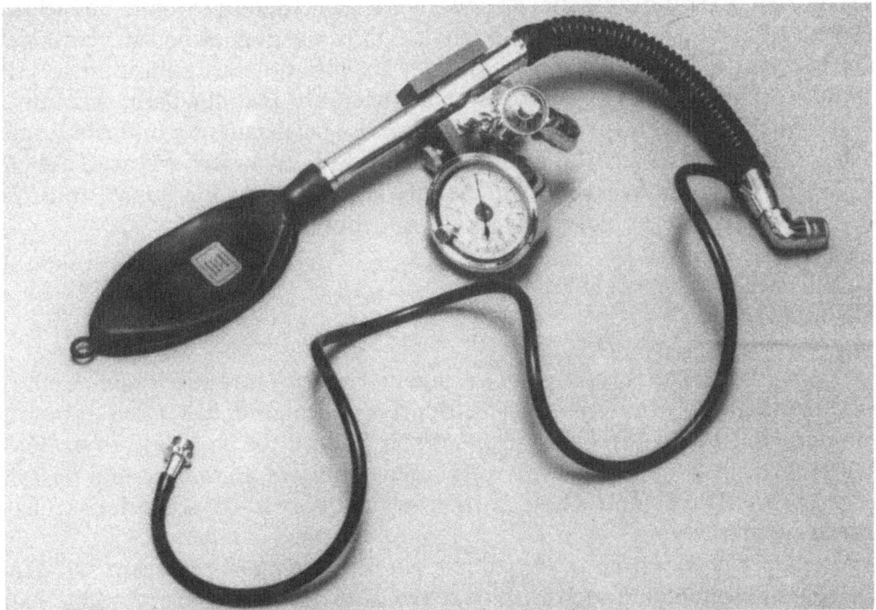

Abb. 2. Kuhn-System. (Mod. nach Link [9])

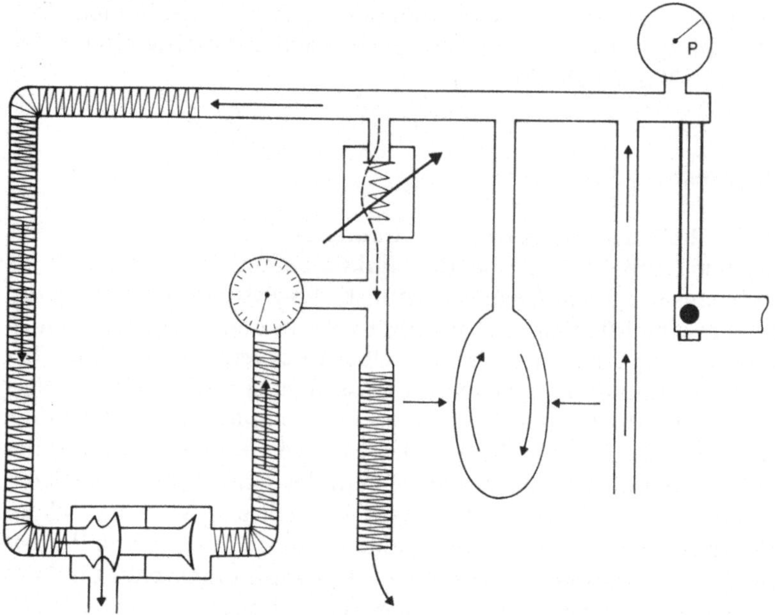

Abb. 3. Aufbau des Paedi-Systems. (Nach [12])

liegt. Andererseits verschließt sich bei zu niedrigem Gasfluß das Exspirationsventil nicht, das inspiratorische Gasgemisch wird für die Vorwärtsleckage direkt in den Exspirationsschenkel gedrückt. Eine Beatmung mit bedarfsadaptierten Drücken ist daher nicht möglich. Vibrationsgeräusche im Ventil weisen häufig darauf hin, daß die Strömung der Exspirationsluft behindert ist [12].

Die Vorteile des Ambu-Paedi-Systems wie gute Handlichkeit, Manometrie, die Möglichkeit zur Kapnometrie, die Narkosegasabsaugung und die Funktion bei niedrigem Frischgasfluß können jedoch diese technische Unzulänglichkeit des In- und Exspirationsventils nicht aufwiegen, auch wenn heute modifizierte Ventile mit geringerer Vorwärtsleckage angeboten werden.

Narkosekreisteil

Spezielle Kinderkreissysteme mit geringem Totraum und niedrigen Atemwegswiderständen wie das Kreissystem der Fa. Ohio und das nach Bloomquist konnten sich nicht durchsetzen. Dennoch konnte durch Graff et al. [6] und Podlesch et al. [10] nachgewiesen werden, daß das Erwachsenenkreissystem mit Faltenschläuchen ab einem Körpergewicht von 10–20 kg bedenkenlos eingesetzt werden kann.

Altemeyer et al. [2] konnten jedoch durch Untersuchungen am Lungenmodell tierexperimentell und klinisch nachweisen, daß das konventionelle Narkosekreisteil 7 A auch bei Kindern bis zum Frühgeborenenalter bedenkenlos eingesetzt werden kann, wenn es geringgradig modifiziert wird. Um das Volumen und die Compliance des Beatmungssystems zu verringern, wurden kleinlumige Latexspiralschläuche aufgesteckt, die eine äußerst niedrige Systemcompliance (ca. 0,2 ml/mbar) haben. Durch Verwendung nur eines Absorbers wird das Volumen des Systems weiter verkleinert. Außerdem wurde der Totraum der Winkel- und Y-Stücke durch eine Neukonstruktion verringert (Abb. 4).

Am Lungenmodell konnte nachgewiesen werden, daß bei einem Frischgasflow von 4 l/min beim so modifizierten Narkosekreisteil keine Rückatmung auftritt, während diese beim Kuhn-System bei über 1 Vol.-% CO_2 inspiratorisch liegt. Erst bei einem Frischgasfluß von 10 l/min trat beim Kuhn-System keine Rückatmung auf. Zusätzlich wurden Temperatur- und Feuchtigkeitsmessungen durchgeführt. Dabei zeigten das Kuhn- und das Paedi-System bei einer Frischgaszufuhr von 6 l/min vergleichbare Werte, die aber deutlich unterhalb der Werte liegen, die für eine intakte Funktion der Tracheal- und Bronchialschleimhaut notwendig sind. Demgegenüber wärmt die exotherm verlaufende chemische Reaktion des Kohlendioxids im Atemkalk die im Kreisteil zirkulierende Luft an. Durch das gleichzeitig freiwerdende Wasser konnte eine relative Feuchtigkeit im System von über 90% erreicht werden, während diese bei gleichem Gasfluß im Kuhn-System nur bei 50% liegt. Um diesen erwünschten Nebeneffekt des Atemkalks weiter zu verbessern, kann das Frischgas schon vor dem Absorber in das Kreissystem eingeführt werden, so daß auch dieses angefeuchtet und erwärmt in den Inspirationsschenkel gelangt.

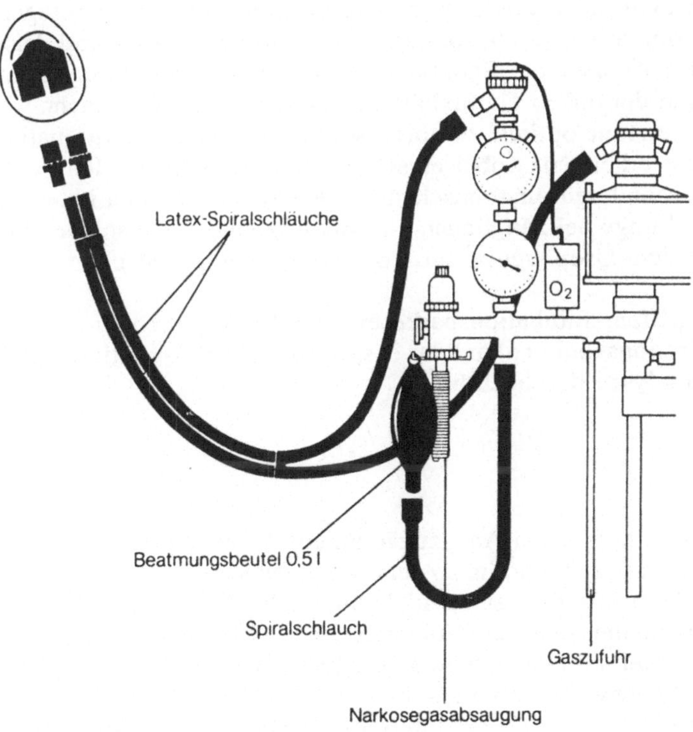

Abb. 4. Aufbau des für Säuglinge und Kleinkinder modifizierten Kreissystems. (Nach [2])

Beachtet werden muß jedoch, daß sich Veränderungen der Gaszusammensetzung im Inspirationsgemisch aufgrund der Eigenheit des Kreissystems erst mit einer gewissen Verzögerung im System äquilibrieren. Dieses kann jedoch durch einen vorübergehend erhöhten Frischgasfluß kompensiert werden oder durch Betätigung des O_2-Bypass, wenn - etwa in einer Notfallsituation - die inspiratorische O_2-Konzentration schnell erhöht werden soll. Dennoch überwiegen unseres Erachtens nach die Vorteile des Narkosekreissystems. Zum einen ist es jedem Anästhesisten aus der Erwachsenenmedizin bekannt, lediglich geringfügige Modifikationen sind für die Narkosebeatmung bei Kindern notwendig, ohne daß das Funktionsprinzip verändert wird. Hinzu kommt v. a. die Möglichkeit der Kapnometrie und der Anfeuchtung und Erwärmung der Narkosegase.

Monitoring

Allgemeine Methoden

Bei jeder Kindernarkose ist zumindest die Überwachung der Ventilation mit dem präkordialen Stethoskop, die Messung der inspiratorischen O_2-Konzentration und die Überwachung des Atemwegdrucks mit einem Manometer zu fordern. Mit dem präkordialen Stethoskop werden nicht nur Veränderungen der Ventilation intraoperativ erkannt, sondern v. a. während der Ein- und Ausleitung läßt sich die Suffizienz der Spontanatmung bzw. der Beatmung leicht beurteilen. Es wird auf der linken Thoraxhälfte an einem Punkt angebracht, wo Atemgeräusch und Herztöne optimal zu hören sind. Auch einseitige Intubationen lassen sich leicht erkennen, wobei einschränkend bemerkt werden muß, daß aufgrund der besonderen anatomischen Gegebenheiten Intubationen in die linke und rechte Lunge bei Säuglingen gleichhäufig sind. Eine solche Differenzierung ist mit dem Ösophagusstethoskop jedoch überhaupt nicht möglich.

Bei längeren Eingriffen, Intubationsnarkosen und Risikopatienten werden zusätzlich das Exspirationsvolumen und das exspiratorische CO_2 bestimmt und regelmäßig Blutgasanalysen durchgeführt.

Volumetrie

Die Messung des exspiratorischen Atemzugvolumens ist aufgrund des Funktionsprinzips im Spülgassystem und im System mit einer Vorwärtsleckage, also im Kuhn- und im Ambu-Paedi-System, nicht möglich, da sich falsch hohe Werte ergeben. Eine annähernd exakte Volumetrie kann jedoch auch im Kreissystem erst ab einem Atemminutenvolumen von 4000 ml erreicht werden. Wie Link [8] u. Goecke [5] nachweisen konnten, bestehen bei den am weitesten verbreiteten Volumetern der Fa. Draeger interindividuelle Schwankungen von über 30%.

Bei einem Vergleich von Volumetern verschiedener Firmen, die auch nach verschiedenen Funktionsprinzipien arbeiten, konnten Heinrich u. Altemeyer [7] nachweisen, daß bei einem Atemminutenvolumen von 4000 ml, was der Altersgruppe der Klein- und Schulkinder entspricht, lediglich das Draeger-Kindervolumeter und das Bourns-Spirometer hinlänglich exakte Werte angeben. Unterhalb dieser Grenze vermochte keines der getesteten Volumeter - neben den beiden angegebenen wurde das Haloscale-Spirometer und der Envit-Spiroflo mitgetestet - zufriedenstellende Anzeigen liefern. Bei Atemminutenvolumina von 600–1200 ml, entsprechend der Altersklasse der Neugeborenen und Säuglinge, lagen die Ergebnisse weit außerhalb des Referenzbereiches, andere Volumeter wie das Draeger-Kindervolumeter gaben keine Meßwerte mehr an. Diese Ergebnisse führen zu dem Schluß, daß die Messung des endexspiratorischen Volumens bei kleinen Kindern bis zum 2. Lebensjahr keine adäquate Methode zur Überwachung der Beatmung ist.

Kapnometrie

Die Kapnometrie erlaubt eine nichtinvasive kontinuierliche Messung des endexspiratorischen CO_2. Dabei wird die CO_2-Absorption im infraroten Bereich entweder in der Atemluft oder im Nebenschluß gemessen. Bei einem physiologischen Ventilations-Perfusionsquotienten entspricht der endexspiratorische CO_2-Partialdruck weitgehend dem CO_2-Partialdruck im arteriellen Blut. Ist dieser Quotient pathologisch verändert, so steigt die alveoloarterielle CO_2-Differenz. Vergleicht man den endexspiratorisch gemessenen pCO_2 mit dem pCO_2 der arteriellen Blutgasanalyse, so läßt sich jedoch auch in diesem Fall die Ventilation über die endexspiratorische CO_2-Messung steuern, wenn die Differenz berücksichtigt wird. Voraussetzung ist, daß diese Differenz konstant bleibt, sie kann sich akut bei einem plötzlichen Abfall des Herzzeitvolumens oder bei einer Lungenembolie vergrößern.

Für den Bereich der Kinderanästhesie ist nun die Frage interessant, inwieweit die auf dem Markt befindlichen Geräte zur Kapnometrie auch im Bereich extrem hoher Beatmungsfrequenzen von 40–60/min und sehr niedriger Atemzugvolumina von 10–20 ml noch exakt arbeiten. Fösel et al. [3] untersuchten die folgenden Kapnometer: den Normocap der Fa. Datex und den Capnograph III der Fa. Gould Goddard, die das Kohlendioxid im Nebenschluß messen, den Kapnolog der Fa. Draeger, das CO_2-Modul des Sirecust 404 der Fa. Siemens und das Kapnometer der Fa. Hewlett Packard. Für die beiden letzten Geräte werden spezielle Kinderküvetten angeboten. Bei den im Nebenschlußprinzip arbeitenden Geräten traten bei der speziellen Absauggeschwindigkeit für Kinder schon bei Atemzugvolumina von 50 ml Abweichungen von über 10% auf. Das gleiche gilt für das CO_2-Modul der Fa. Siemens unter Verwendung einer Kinderküvette. Auch der Kapnolog der Fa. Draeger mißt nur bis zu einem Atemzugvolumen von 50 ml hinreichend genau. Hier ist darauf hinzuweisen, daß in der Gerätebeschreibung ein Mindestatemzugvolumen von 80 ml gefordert wird, das Gerät also nicht für die Anwendung in der Kinderanästhesie vorgesehen ist. Außerdem nimmt dieses Gerät den inspiratorischen CO_2-Wert als Nullwert für die Eichung, so daß bei einer inspiratorischen CO_2-Zumischung etwa bei verbrauchtem Atemkalk falsch-niedrige endexspiratorische pCO_2-Werte gemessen werden.

Im Vergleich dazu sind die Abweichungen beim Kapnometer der Fa. Hewlett Packard, die mit der seit kurzem im Handel erhältlichen Kinderküvette festgestellt wurden, zu vernachlässigen. Bei diesem Gerät muß vor Inbetriebnahme eine Zweipunkteichung an zwei gasgefüllten Meßkammern durchgeführt werden, so daß auch eine inspiratorische CO_2-Messung möglich ist. Zudem hat diese Küvette einen minimalen Totraum, ist leicht, zieht also nicht am Tubus, und ist gut zu sterilisieren. Das Gerät verfügt außerdem über eine Lachgaskompensation.

Blutgasanalyse

Die exakteste Überprüfung der Ventilation „am Ort des Geschehens“ ist die Blutgasanalyse. Es handelt sich jedoch um eine invasive Methode, die nur punktuell durchgeführt werden kann. Bei Säuglingen und Kleinkindern, bei denen kein respiratorisches Risiko besteht, reicht die Durchführung einer kapillären Gasanalyse. Sie sollte bei allen Operationen, die länger als 1 h dauern, durchgeführt werden, um v. a. auch eine Differenz zum exspiratorischen CO_2-Druck feststellen zu können.

Exakter spiegelt jedoch die arteriell entnommene Blutgasanalyse die Qualität der Ventilation wider. Sie wird bei allen Risikokindern durchgeführt, aber auch bei Früh- und Neugeborenen, nicht nur um eine Hypoventilation oder Hypoxie zu vermeiden, sondern auch um eine Hyperoxämie mit der Gefahr einer retrolentalen Fibrophasie auszuschließen.

Transkutane Meßmethoden

In der neonatologischen Intensivtherapie bewährte transkutane Meßmethoden konnten sich im Bereich der Anästhesie nicht durchsetzen. Zum einen interferieren O_2-Elektroden mit den halogenierten Kohlenwasserstoffen und Lachgas und sind von der Mikrozirkulation abhängig. Bei der transkutanen pCO_2-Messung ist eine individuell unterschiedliche, aber konstante Differenz zum arteriellen pCO_2 zu berücksichtigen. Diese Elektroden reagieren sehr träge auf Änderungen des pCO_2, so daß akute Ventilationsveränderungen nicht schnell genug erkannt werden können [4].

Narkoserespirator

Bei langdauernden operativen Eingriffen sollen Kinder aller Altersstufen maschinell beatmet werden. Ausnahmen gelten nur dort, wo mit häufigen Änderungen der Atemmechanik zu rechnen ist, etwa bei intrathorakalen Eingriffen. Insgesamt gilt aber die gleiche Indikation zur maschinellen Beatmung wie in der Erwachsenenmedizin.

Kinder mit einem Körpergewicht über 10 kg, d.h. Kinder, die älter als 1 Jahr sind, können mit Erwachsenenrespiratoren beatmet werden. Lediglich im Früh-, Neugeborenen- und Säuglingsalter wird der Einsatz spezieller Kinderrespiratoren notwendig. Sie sollen eine Atemfrequenz bis zu 60/min, eine variable Überdruckbegrenzung und ein variables Atemzeitverhältnis haben. Sie sollen volumenkonstant mit Atemzugvolumina zwischen 10 und 200 ml arbeiten: Außerdem muß eine PEEP-Beatmung bis 15 cm H_2O möglich sein. Der Wechsel von Hand- auf Maschinenbeatmung und umgekehrt muß ebenso wie die Anpassung an jedes Lebensalter einfach sein. Die Möglichkeit zur Narkosegasabsaugung ist obligat. Wünschenswert ist die Umschaltmöglichkeit vom halbgeschlossenen auf ein halboffenes System, um im Notfall, etwa bei einer malignen Hyperthermie, eine schnelle Änderung des inspiratorischen Gasgemisches zu erreichen.

Heute wird auf dem Markt kein Narkoserespirator angeboten, der alle diese Kriterien erfüllt. Weit verbreitet sind Narkosebeatmungsgeräte mit halboffenem System. Hierzu gehört der Loosco-Ventilator, der zeitgesteuert und druckbegrenzt arbeitet. Eine exakte Überwachung der Beatmung mittels Volumetrie oder Kapnometrie ist nicht möglich. Außerdem fehlt die Möglichkeit zur Handbeatmung und zur Narkosegasabsaugung. Demgegenüber kann der Babylog der Fa. Draeger auf Handbeatmung mit einem Beutel umgeschaltet werden. Auch das Problem der Narkosegasabsaugung ist gelöst. Jedoch beatmet auch dieses Gerät nicht volumenkonstant. Am ehesten erfüllen Respiratoren die oben genannten Forderungen, die für die Erwachsenenintensivmedizin entwickelt wurden. So ist der Servoventilator 900 C bzw. D mühelos für jedes Alter einstellbar, jedes Beatmungsmuster ist möglich. Das Gerät wird lediglich durch Verwendung spezieller Beatmungsschläuche für den Bereich der Kinderanästhesie umgebaut. Lediglich die Funktion als halboffenes System muß wegen des hohen unrentablen Gasverbrauches als Nachteil angesehen werden. Für den Draeger AV 1 mit einem neu entwickelten Kreissystem, der sich ebenfalls durch Verwendung spezieller Kinderschläuche und eines kleinen Atembalgs einfach für die Kinderanästhesie umrüsten läßt, müssen erst Erfahrungen im Bereich der Kinderanästhesie gesammelt werden. Der Nachteil dieser Geräte ist sicher auch in dem hohen Anschaffungspreis zu sehen. Eine Alternative hierzu bietet sicher der Ventilog der Fa. Draeger, der in allen Altersklassen einzusetzen ist und in dessen neuesten Generationen auch das Atemzeitverhältnis variabel ist.

Zusammenfassung

Zusammenfassend kann gesagt werden, daß wir die Narkosebeatmung mit dem modifizierten Kreisteil für Kinder bis zu einem Körpergewicht von 10 kg in allen Phasen der Narkrose favorisieren. Bei längerdauernden Eingriffen wird maschinell beatmet, wobei zu berücksichtigen ist, daß eine optimale Narkosebeatmung nur mit sehr aufwendigen modifizierten Respiratoren der Intensivtherapie möglich ist. Für das respiratorische Monitoring empfiehlt sich folgendes Vorgehen: Das respiratorische Risiko wird in 3 Stufen unterteilt. Zur

Stufe I gehören Narkosen bei Kindern ohne respiratorische Probleme für kurzdauernde und kleine operative Eingriffe wie Phimosen, Leistenhernien und ähnliches. Diese Narkosen werden häufig mit Maskenbeatmung durchgeführt. Zur Stufe II gehören Kinder, bei denen mittellange bis längere Eingriffe durchgeführt werden und bei denen keine respiratorischen Erkrankungen bestehen. Kinder mit großen operativen Eingriffen im Neugeborenenalter wie Korrektur angeborener Mißbildungen wie Enterothorax, Ösophagusatresie, Omphalozele oder Gastroschisis gehören in die Stufe III, ebenso Frühgeborene, bei denen z. B. ein offener Ductus arteriosus verschlossen wird, oder Kinder mit pulmonalen Risikofaktoren [1]. Obligat ist in jedem Fall das präkordiale Stethoskop, die Messung des inspiratorischen O_2-Drucks, die Druck- und Volumenmessung, wobei einschränkend gesagt werden muß, daß eine exakte Volumetrie im Neugeborenen- und Säuglingsalter z. Z. noch nicht technisch realisiert ist. Bei Patienten der Stufe II und III wird die Ventilation mittels Kapnometrie als einziger sicherer nichtinvasiver Meßmethode gesteuert. Diese wird mit Blutgasanalysen kontrolliert, wobei bei Patienten der Stufe III zu fordern ist, daß diese arteriell abgenommen werden.

Diskussion

Bormann, Gießen: Sie haben erwähnt, daß wir nicht nur Kinderanästhesisten haben; es gibt ja nur ganz wenige. Sie sprechen also hier nicht nur zu Kinderanästhesisten. Ich stehe dem anästhesiologischen Separatistentum, auch wenn da einige Funktionsplätze geschaffen würden, etwas kritischer gegenüber.

Auch auf die Gefahr hin, Kontroversen auszulösen, halte ich das präkordiale Stethoskop für ein Relikt, ich würde es schon gar nicht als obligat bezeichnen. In der guten alten Zeit war wirklich vieles gut, und als es noch kein EKG gab, keine automatische und keine intraarterielle Blutdruckmessung, war das präkordiale Stethoskop sicher sehr wichtig und gut. Die gleichen Probleme, die es damals gab, gibt es auch heute. Ich bin aber der Meinung, daß das präkordiale Stethoskop mehr Nachteile als Vorteile hat.

Das präkordiale Stethoskop absorbiert gerade beim Unerfahrenen den größten Teil seiner Aufmerksamkeit. Der Anästhesist wird während des ganzen Eingriffs doch mehr oder weniger auf die Normalität des Geräuschs achten. Je unerfahrener er ist, desto weniger wird er bemerken, wenn sich da v. a. diskrete Veränderungen ergeben. Außerdem ist auch seine Handlungsfähigkeit beeinflußt, und er muß erwarten, daß er eine kompetente zweite Person neben sich hat, die in der Lage ist, seine Anweisungen bzw. anfallende notwendige Tätigkeiten adäquat auszuführen. Es ist jedoch eine intermittierende Auskultation nach einer entsprechenden Einleitung und einer entsprechenden Fixierung des Tubes ausreichend. Ansonsten sollte sich gerade der Unerfahrene wieder darauf konzentrieren, anderes zu überwachen, er sollte z. B. den Beatmungsbeutel zur intermittierenden Beatmung in die Hand nehmen und anhand der darin zu verspürenden Compliance überprüfen, ob seine Beatmung noch richtig ist oder nicht.

Schäffer, Hannover: Darauf ist kurz folgendes zu sagen: Erstens ist das präkordiale Stethoskop das einfachste Monitoring, das es gibt. Wenn man ein gut konstruiertes präkordiales Stethoskop hat, wie ich es hier gezeigt habe, dann schränkt es auch nicht die Handlungsfähigkeit ein. Das Stethoskop ist jedoch ein einfaches Hilfsmittel, wobei ich sagen muß, daß man die früher propagierte Aussage zur Kreislaufüberwachung vergessen sollte. Zweitens meine ich, daß bei Narkosen im Neugeborenen- und Säuglingsalter immer 2 Anästhesisten notwendig sind. Man darf das präkordiale Stethoskop nicht überbewerten.

Wulfson, Berlin: Wie weit kann man den Flow reduzieren? Sie haben von 4 l gesprochen. Die zweite Frage ist: Kann man, um die Wärmeabgabe zu vermeiden, auch den Absorber abschirmen?

Schäffer, Hannover: Ich glaube schon, daß man den Flow auf einige wenige Liter auch unterhalb des Atemminutenvolumens reduzieren kann. Etwas anderes ist es, wie man sich verhält, wenn man einen Narkoserespirator dazu verwendet. Wenn man mit niedrigem Flow fährt, dann hat man häufig bei den heute im Handel befindlichen Narkoserespiratoren Veränderungen in den negativen Druckbereich hinein, und das sollte man sicher vermeiden.

Über das Abschirmen des Absorbers kann ich persönlich nichts sagen. Es gibt Absorber, die kein Glas haben. Diese haben sich aber nicht durchgesetzt, weil dort die Kontrolle über den Absorber verlorengeht. Vielleicht kann Herr Altemeyer kurz etwas dazu sagen.

Altemeyer, Ulm: Zunächst möchte ich noch einige Worte zum Thema Stethoskop sagen: Die angelsächsischen Länder setzen obligat, auch für Erwachsene, das präkordiale Stetoskop ein. Sie sind der Meinung, daß es ein einfaches Monitoring zur Beurteilung von Herzrhythmus, Herzlautstärke und Beatmung sei. Bei Kindern bin ich nach wie vor dafür, daß man das präkordiale Stethoskop beibehält. Es stimmt zwar, daß es nicht mehr die Bedeutung hat wie früher, aber es ist ein einfaches Monitoring, das nicht abhängig ist von technischen Größen wie Strom usw. Zum Thema Absorber und Temperatur möchte ich folgendes hinzufügen: Wir haben zwischenzeitlich Messungen gemacht. Der Haupteffekt liegt ja nicht darin, das rezirkulierende Exspirationsvolumen anzufeuchten, sondern der Haupteffekt ist die Anfeuchtung des Absorberkalks. Wenn Sie also den Effekt haben wollen, den wir im Kreisteil gemessen haben, muß das Frischgas durch den Absorber geleitet werden. Beim Draegerkreissystem gibt es 2 Zuleitungen, oben am Ventil und unten. Dieser Anfeuchtungseffekt ist sofort weg, wenn Sie das Frischgas oben einleiten. Sie haben dann die gleiche Feuchtigkeit wie beim halboffenen System. Das Frischgas muß also durch den Absorber gehen. Drittens, warum soll man abschirmen? Wir haben die Saaltemperatur erhöht und halten dadurch die Kinder eutherm. Im Absorber wollen wir die gleiche Temperatur haben und deshalb gerade nicht abschirmen. Wir nehmen diese Temperatur auch für die Latexspiralschläuche. Die Umgebungstemperatur geht darin mit ein, d. h. wir können mehr Feuchtigkeit im dampfförmigen Zustand halten; dadurch wird der Effekt eher noch besser.

Bormann, Gießen: Was ich noch ganz gern kontrovers angesprochen hätte: Ich meine, daß jedes Kind, das einen chirurgischen Eingriff hinter sich bringen muß, intubiert werden sollte. Ich habe gesehen, daß einige von Ihnen Maskennarkosen machen. Ich will dazu nicht mehr sagen, aber vielleicht möchte sich jemand von Ihnen dazu noch äußern?

Schäffer, Hannover: Ich glaube, daß das Risiko einer Intubation nicht vernachlässigt werden darf. Und ich glaube, daß man bei Patienten ohne respiratorisches Risiko, bei denen kurze Eingriffe durchgeführt werden, eine Maskennarkose durchführen kann.

Altemeyer, Ulm: Wir machen keine Maskennarkose bei Kindern unter einem halben Jahr, weil da die Verlegung der Atemwege ja doch zu oft droht. In diesen Fällen machen wir eine Intubation, aber warum sollte man bei 3–4jährigen mit einer Phimose keine Maskennarkosen machen? Unter einem halben Jahr ist die Intubation sicherer, weil Sie sonst Probleme bekommen können, die schon angesprochen wurden. Als zweite Frage kommt immer: Kreisteil und Bakteriologie. Wir haben in die Ventile und in die Wasserfalle Agar-Agar eingebracht und haben eine Woche lang bakteriologisch untersucht. Eine Woche lang war kein Wachstum nachzuweisen. Beim Kreissystem müssen Sie also nicht für jeden Patienten ein neues Kreissystem nehmen. Wir benutzen auch keinen Bakterienfilter.

Link, Berlin: Zu der Kontroverse „Intubation" muß ich Stellung nehmen. Wir haben 4000 Säuglingsnarkosen nachuntersucht bezüglich Komplikationen. 90% dieser Narkosen bei Säuglingen, d.h. bei Kindern unter einem Jahr und auch bei Kindern unter einem halben Jahr sind Maskennarkosen, und es ist keine einzige Komplikation nachzuweisen, die auf die Maske zurückzuführen war. Wenn wir hier immer Intubation propagieren, geht natürlich auch die Fähigkeit, Maskennarkosen bei Säuglingen zu machen, verloren; denn wer keine Maskennarkosen durchführt, kann es auch nicht. Er muß also verständlicherweise intubieren. Aber prinzipiell alle Kinder, z.B. für Herniotomien und für Phimosen, zu intubieren, das würde ich nicht unterstreichen. Es gibt keinen Beweis, daß es notwendig ist, das sind nur Meinungen.

Panz, Göttingen: Sie haben den Stephan-Respirator nicht erwähnt, den es sowohl für die Intensivmedizin als auch für die Narkose gibt und der sich für Beatmung während der Narkose und Intensivmedizin bei Kindern bewährt hat. Er ermöglicht sowohl eine gute Anfeuchtung der Atemluft, eine gute Anwärmung als auch eine gute Kontrolle, wenn wir nicht per Hand beatmen.

Schäffer, Hannover: Aber dieses Gerät arbeitet meiner Meinung nach nicht volumenkonstant und das ist eine der wesentlichen Forderungen in diesem Bereich.

Kühn, Hannover: Herr Link, Sie sagen, daß es keinen Beweis gibt für ein Mendelson-Syndrom bei Maskennarkosen: Herr Mandel hat 1981 auf einem kinderärztlichen Symposium in Hannover gesagt, daß sie jedes Jahr ein Mendelson-Syndrom bei Maskennarkosen sehen. Das ist für mich eine absolute Indikation zur Intubation. Bei den 3000 Narkosen pro Jahr in unserer Klinik wird fast nur die Intubationsnarkose angewendet. Dann zu den Ventilatoren: Sie haben vielleicht etwas vergessen: Sie brauchen die High-frequency-Ventilation für die Zwerchfellhernienkinder, und da gibt es nur 2 Ventilatoren. Der eine ist der 900 C und der zweite der modifizierte Babylog N, mit einer Frequenz von 200/min und einem Flow von 30 l.

Eyrich, Berlin: Zur Ergänzung: Wir machen ebenfalls 3000 Kindernarkosen pro Jahr, fast nur Maskennarkosen, und sehen dabei kein Mendelson-Syndrom.

Link, Berlin: Das ist genau das, was ich als Meinungen apostrophiere. Irgend jemand tritt irgendwo auf und sagt: Er sieht jedes Jahr ein Mendelson-Syndrom bei Maskennarkose. Er sagt aber nicht, wieviel Mendelson-Syndrome er nach Intubation sieht. So geht das nicht! Entweder macht man eine Untersuchung und analysiert die Zahl Maskennarkosen, die der Intubationen und die der Aspirationen, oder man verzichtet auf eine Aussage, daß sich irgendwo irgend jemand hinstellt und sagt: „Ich sehe!" - Damit kann man nichts begründen.

Herbolt, Bochum: Ein kleiner Erfahrungsbeitrag soll auch von uns kommen. Wir machen jährlich über 3000 Narkosen bei Kindern, davon etwa 30–40% in Maskennarkose. Ich sehe die Probleme, die hier grundsätzlich unterstellt werden, auch nicht. Ein weiterer Zusatz dazu, was die technisch bisher nicht durchführbare Volumetrie angeht. Gerade in diesem Zusammenhang interessiert es ja bei ganz kleinen Kindern, ob man eine Maskennarkose wagen kann. Wir wissen nichts über die Volumina, die da hin- und herfließen. Wir können sie nicht exakt messen. Vielleicht geht es mit der Hitzdrahtanemometrie. Herr Büttner hat es bereits in den letzten 6 Monaten mehrfach angedeutet; in den nächsten 1–2 Jahren werden wir wahrscheinlich die Daten auch bringen können. Mit dieser Methode ist es möglich, ganz kleine Volumina zu messen, sicher mit nur 5% Abweichung, wahrscheinlich nur mit 1%, dann wird die Streitfrage Maske oder Intubation, was die Volumina angeht, auch eher zu besprechen sein.

Literatur

1. Ahnefeld FW, Altemeyer KH, Bergmann H et al. (Hrsg) (1983) Narkosebeatmung im Kindesalter. (Klinische Anästhesiologie und Intensivtherapie, Bd 26) Springer, Berlin Heidelberg New York Tokyo
2. Altemeyer KH, Breucking E, Rintelen G, Schmitz JE, Dick W (1982) Vergleichende Untersuchungen zum Einsatz verschiedener Narkosesysteme in der Kinderanästhesie. Anaesthesist 31:271
3. Fösel T, Altemeyer KH, Dick W (1983) Anforderungen an die endexspiratorische CO_2-Messung im Säuglings- und Kindesalter. Experimentelle Untersuchungen zur Genauigkeit verschiedener im Handel befindlicher Monitore. In: Ahnefeld FW, Altemeyer KH, Bergmann H et al. (Hrsg) Narkosebeatmung im Kindesalter. (Klinische Anästhesiologie und Intensivtherapie, Bd 26, S 60) Springer, Berlin Heidelberg New York Tokyo

4. Fösel T, Altemeyer KH, Heinrich H, Lotz P (1984) Möglichkeiten und Grenzen der Ventilationsüberwachung bei Narkosen von Säuglingen und Kleinkindern. Anaesthesist 33:31–38
5. Goecke J, Link J (1983) Gewährleistet die Messung des Beatmungsvolumens eine bedarfsadaptierte Ventilation? Anaesthesist 32 [Suppl]: 245
6. Graff TD, Holzmann S, Benson DW (1964) Acid-base balance in infants during halothane anesthesia with the use of an adult circle-absorption system. Anesth Analg 43:583–588
7. Heinrich H, Altemeyer KH (1983) Experimentelle Untersuchungen zur Messung des Exspirationsvolumens bei Säuglingen und Kleinkindern. In: Ahnefeld FW, Altemeyer KH, Bergmann H et al. (Hrsg) Narkosebeatmung im Kindesalter. (Klinische Anästhesiologie und Intensivtherapie, Bd 26, S 43) Springer, Berlin Heidelberg New York Tokyo
8. Link J (1981) Die Genauigkeit des Minuten-Volumeters 2000. Klinikarzt 10:1156
9. Link J, Henneberg U, Hövener B (1976) Kontrolle der Beatmungsdrucke und Ableitung der Narkosegase beim Spülsystem (Kuhnsches Besteck) in der Kinderanästhesie. Anaesthesist 25:287–289
10. Podlesch I, Dudziak R, Zinganell K (1966) Inspiratory and exspiratory carbon dioxide concentrations during halothane anesthesia in infants. Anesthesiology 27:823–828
11. Schoepner H (1975) Anästhesie und Reanimation in der Kinderneurologie. Thieme, Leipzig
12. Semmsroth M, Mutz N (1983) Narkosesysteme in der Kinderanästhesie. In: Ahnefeld FW, Altemeyer KH, Bergmann et al. (Hrsg) Narkosebeatmung im Kindesalter. (Klinische Anästhesiologie und Intensivtherapie, Bd 26, S 30)Springer, Berlin Heidelberg New York Tokyo

Intraoperative Infusionstherapie bei Säuglingen und Kindern

J. Link

Die Infusionstherapie ist heute integraler Bestandteil der Anästhesie. Sie ist bei herz-kreislauf-gesunden Erwachsenen und unkomplizierten Operationen wegen der großen Kompensationsbreite des Erwachsenenorganismus unkompliziert durchzuführen. Kinder dagegen haben eine erheblich geringere Regulationsbreite, was den Wasser- und Elektrolythaushalt angeht, und selbst bei gesunden Kindern kann durch falsche Infusionstherapie Schaden angerichtet werden. Es ist deshalb unerläßlich, sich die Unterschiede im Wasser- und Elektrolythaushalt des Säuglings gegenüber dem des Erwachsenen in Erinnerung zu rufen (Abb. 1).

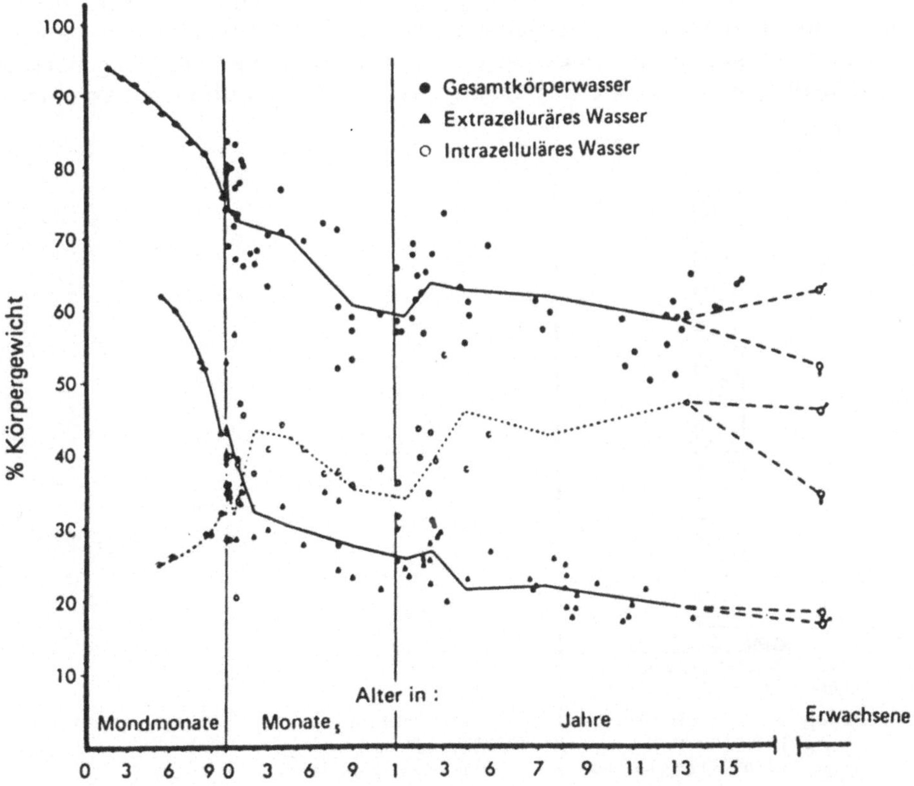

Abb. 1. Altersabhängige Veränderungen der Verteilung des Körperwassers. (Nach [3])

Die Menge des Gesamtkörperwassers des Neugeborenen beträgt ca. 80% des Körpergewichts, nimmt im Laufe der ersten 6 Monate auf 70–65% und bis zum Ende der Pubertät auf etwa 60%, bei Frauen auf etwa 55% ab.

Die Menge des extrazellulären Wassers entspricht bei der Geburt 40–45% des Körpergewichts, nimmt in den ersten 3 Lebensmonaten auf ca. 30% ab und liegt am Ende der Pubertät bei etwa 20% des Körpergewichts, gleichermaßen bei Männern wie Frauen.

Die Menge des intrazellulären Wassers liegt bei Neugeborenen bei 40% des Körpergewichts, bei erwachsenen Männern ebenfalls bei 40% und bei erwachsenen Frauen bei 35%. Der Anteil des Plasmas am Gesamtkörpergewicht beträgt in allen Altersgruppen ungefähr 5% [3].

Betrachtet man den täglichen Wasserumsatz (Abb. 2), so ergibt sich, daß ein Säugling von 7 kg täglich ⅓ seines Extrazellulärraums austauscht oder gewichtsmäßig etwa ⅐ des Körpergewichts, während ein 70 kg schwerer Erwachsener täglich etwa nur ⅑ seines Extrazellulärraums oder 1/35 seines Körpergewichts umsetzt [1]. Daraus ergibt sich, daß ein durstender Säugling sehr viel schneller als ein Erwachsener in eine Exsikkose und damit in einen bedrohlichen Zustand kommen kann.

In der Anfangsära der Kinderchirurgie, zwischen 1930 und 1950, wurden nach Smith [5] den Kindern große Mengen Flüssigkeit verabreicht. Dies führte häufig zur Überwässerung. Als dann Anfang der 50er Jahre Berichte über die mangelnde Fähigkeit der Neugeborenenniere zur Natriumausscheidung erschienen, etablierten die Kinderchirurgen ein Regime, daß bei Neugeborenen und Säuglingen eine strikte Begrenzung der Flüssigkeitszufuhr mit kompletter

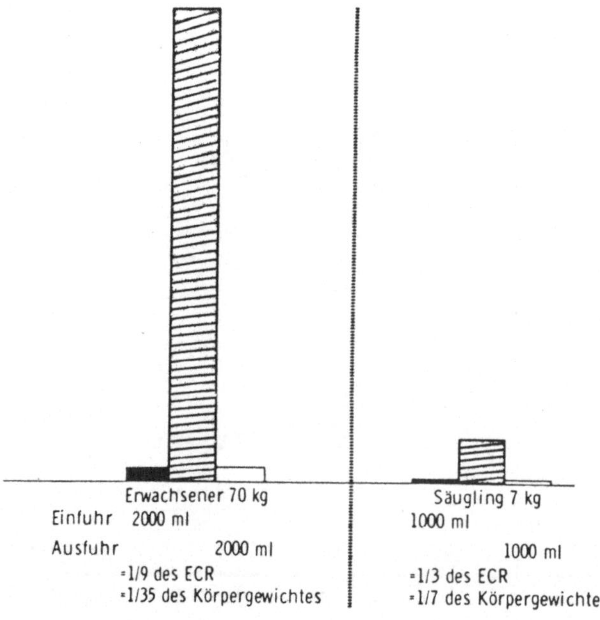

Abb. 2. Wasserumsatz bei einem Erwachsenen und einem Säugling. (Nach [1])

Tabelle 1. Basisbedarf an Wasser und Elektrolyten

Alter	Wasser [ml/kg KG]	Na^+ [mmol/kg KG]	K^+ [mmol/kg KG]
1 Tag	50	–	–
2 Tage	70	2	1
3 Tage	90	2	1
4 Tage	110	4	2
5 Tage	110	4	2
bis 1 Jahr	110	4	2
2. Jahr	100	3	2
3.– 5. Jahr	90	2	2
6.–10. Jahr	80	2	2
10.–14. Jahr	70	2	2

Inkubator: –20% Beatmung: –20%
Inkubator + Beatmung: –30%

Elimination der Natriumzufuhr verband. Dieses Konzept, die Kinder „trocken zu halten", wurde bis in die 70er Jahre propagiert.

Heute hat sich die Meinung durchgesetzt, den Neugeborenen und Säuglingen einen Basisbedarf an Elektrolyten und Wasser zuzuführen, obwohl die Niere des Neugeborenen, verglichen mit der Niere des Erwachsenen, eine verminderte Fähigkeit aufweist, Urin zu konzentrieren und eine zu große Wasserzufuhr schnell auszuscheiden. Bezüglich des Natriumhaushalts ist nicht die Fähigkeit der Neugeborenenniere, Natrium auszuscheiden, sondern die Fähigkeit, Natrium zu konservieren, gestört [2].

Wie errechnet man nun den Flüssigkeits- und Elektrolytbedarf des Säuglings? Aus didaktischen Gründen und auch aus Gründen der besseren Übersicht unterscheiden wir zwischen Basisbedarf, Zusatzbedarf und dem Bedarf, der durch permanente Verluste aus Fisteln, Magensonden und v.a. bei thorakalen, intraabdominellen und anderen großen Operationen durch Sequestration von Extrazellulärflüssigkeit, durch die Ausbildung eines sog. 3. Raumes, entsteht. Der Basisbedarf ist aus Tabelle 1 zu entnehmen, die in Anlehnung an die Vorschläge der Deutschen und Österreichischen Arbeitsgemeinschaft für künstliche Ernährung erstellt wurde.

Die Wasserzufuhr (Tabelle 1) ist etwas geringer, als von der Arbeitsgemeinschaft vorgeschlagen wurde, da die Tabelle für Kinder gilt, die nicht parenteral ernährt werden. Bei diesen Kindern wird durch Katabolie zusätzlich Wasser freigesetzt, während bei vollständiger parenteraler Ernährung und damit hoffentlich bei Anabolie Wasser in das Gewebe eingebaut wird. Der Wasserbedarf bei vollständiger parenteraler Ernährung ist etwa 20–30% größer, als in unserer Tabelle für die perioperative Infusionstherapie angegeben wurde.

Um zu verdeutlichen, welche Probleme bei der perioperativen Infusionstherapie bei Säuglingen auftreten können, habe ich beispielhaft ausgerechnet, wie groß das Wasser- und Elektrolytdefizit bei einem Säugling von 5 kg Körpergewicht ist, der 6 h nach der letzten Mahlzeit zur Anästhesieeinleitung kommt (Dauer der Anästhesie 1 h):

Fehlende Zufuhr bis Anästhesiebeginn:	140 ml H_2O, 5 mmol Na^+
Basisbedarf während Anästhesie:	28 ml H_2O, 1 mmol Na^+
	168 ml H_2O, 6 mmol Na^+
Theoretisch benötigte Zufuhrrate während Anästhesie:	33 ml/kg KG/h (1/4 isotone NaCl-Lösung in 5%iger Glukoselösung)

Die sich ergebende Zufuhrrate von 33 ml/kg KG/h ist so hoch, daß das bestehende Defizit bis zum Operationsende nicht ausgeglichen werden kann, sofern man nicht einen Wasserstoß durchführen will. Es empfiehlt sich deshalb, gemäß einem Vorschlag von Kraus [4], die Säuglinge 4 h vor der Operation eine Mahlzeit mit 10%iger Glukoselösung trinken zu lassen, um das präoperativ sich ausbildende Defizit so gering wie möglich zu halten.

Bei dehydrierten Säuglingen muß das Ausmaß des Wasser- und Elektrolytdefizits präoperativ klinisch und laborchemisch abgeschätzt und korrigiert werden. Ein akut aufgetretener Gewichtsverlust bei einem Säugling ist in der Regel durch Verlust von Wasser und Elektrolyten entstanden und muß durch Wasser und Elektrolyte in der Menge ersetzt werden, die dem Gewichtsverlust in kg entspricht. Ein Defizit von 5% und mehr sollte unbedingt präoperativ ersetzt werden, da auch das Plasmavolumen und damit das zirkulierende Blutvolumen vermindert sind.

Ist ein Gewichtsverlust nicht bekannt, muß das Ausmaß der Dehydratation anhand klinischer Parameter abgeschätzt werden. Notfalls müssen Laborparameter und der zentrale Venendruck zu Hilfe genommen werden. Da der direkten Volumenbestimmung klinisch keine Bedeutung zukommt, kann die Aussagekraft des zentralen Venendrucks bei exsikkierten Patienten im Volumenmangelzustand nicht unterschätzt werden. Bei niedrigem Venendruck und ausgeprägter Exsikkose müssen gegebenenfalls auch präoperativ Blut und Eiweiß transfundiert werden.

Vor Beginn der Infusionstherapie muß allerdings Klarheit darüber bestehen, welche Art von Dehydratation vorliegt (Abb. 3). Ein Defizit bei normotoner Dehydratation wird am besten durch Ringer-Laktat in 5%iger Glukoselösung

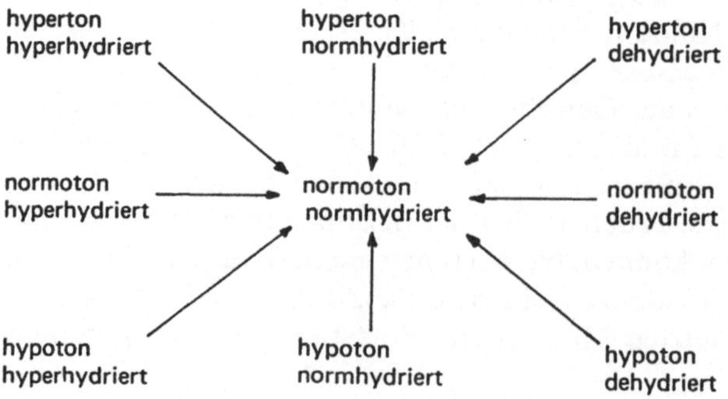

Abb. 3. Die verschiedenen Formen der Hydratation

ersetzt, das Defizit bei hypotoner Dehydrierung durch Ringer-Laktat und die fehlende Menge an Natrium. Dabei ist die Natriumkonzentration im Serum zu kontrollieren.

Die Menge an fehlendem Natrium wird berechnet, indem man die aktuelle Serumnatriumkonzentration von der angestrebten Serumnatriumkonzentration subtrahiert, die Differenz mit dem Körpergewicht multipliziert sowie mit dem Faktor 0,6 für den sog. Natriumraum. Der Faktor für den Extrazellulärraum ist eigentlich 0,4, doch wird z. B. von Smith [5] der Faktor 0,2 aufaddiert, weil der Verteilungsraum für Natrium größer ist als der Extrazellulärraum.

Bei der hypertonen Dehydratation muß ebenfalls nicht nur Wasser, sondern auch Natrium zugeführt werden, da trotz erhöhter Serumnatriumkonzentration ein Natriummangel vorliegt. Es wird empfohlen, eine hypertone Dehydratation mit ⅕ isotoner NaCl- bzw. ⅕ isotoner Ringer-Laktatlösung auszugleichen. Dabei ist darauf zu achten, daß die Serumnatriumkonzentration nicht zu schnell gesenkt wird, weil es zu starken Volumenverschiebungen zwischen Extrazellulär- und Intrazellulärraum kommen kann und intrazerebrale Blutungen auftreten können.

Hyperhydratationszustände sind durch Entzug von Wasser und durch Entzug oder Zufuhr von Natrium zu behandeln. Bei hypertonen Hyperhydratationszuständen werden Saluretika gegeben. Dabei darf die Natriumkonzentration ebenfalls nicht zu schnell gesenkt werden, um den eben genannten Gefahren vorzubeugen. Normoton hyperhydrierte Patienten bekommen Diuretika. Hypoton hyperhydrierte Patienten werden diuretisch behandelt bei gleichzeitiger vorsichtiger Kochsalzzufuhr.

Es empfiehlt sich, vor Korrektur der genannten Störungen eine Blutgasanalyse durchzuführen, da die genannten Zustände auch mit einer Verschiebung im Säure-Basen-Haushalt einhergehen können. Diese Störung des Säuren-Basen-Haushalts muß selbstverständlich ausgeglichen werden. Dies geschieht nach der Formel:

Bikarbonatbedarf (mmol) = Bikarbonatdefizit (mmol) · kg KG · 0,4 [5].

Die Angaben für den Korrekturfaktor schwanken. Von manchen Autoren wird für die Korrektur von Störungen im Säure-Basen-Haushalt ein Faktor von 0,6 angegeben [2].

Zu beachten ist, daß Störungen im Säuren-Basen-Haushalt unabhängig davon, ob sie mit Natriumhydrogenkarbonat, Kaliumhydrogenkarbonat oder Trispuffer korrigiert werden, langsam ausgeglichen werden. Bei zu schneller Zufuhr einer solchen Lösung treten hyperosmolare Zustände auf, die zu intrazerebralen Blutungen führen können. Bei Zufuhr von Kaliumhydrogenkarbonat besteht die Gefahr von Rhythmusstörungen.

Ein Basenüberschuß bzw. ein Defizit an sauren Valenzen, wie z. B. bei Säuglingen mit Pylorusstenose, wird analog berechnet und am besten mit verdünnter Salzsäure in 5%iger Glukose- oder Kochsalzlösung ausgeglichen.

Die vorstehenden Ausführungen beschränken sich auf die Infusionstherapie bei Säuglingen. Unter Zugrundelegung eines anderen Erhaltungsbedarfs, den man aus Tabellen entnimmt (Tabelle 1), und in Kenntnis der anderen Größenverhältnisse des Extrazellulärraums wird bei Kleinkindern und Schulkindern analog verfahren.

Kommt ein Kind in ausgeglichenem Hydratationszustand zur Operation, so reicht es bei kleinen Eingriffen, z. B. Herniotomien, intraoperativ den anteiligen Basisbedarf zu ersetzen, sofern während einer solchen kleinen Operation überhaupt infundiert wird. Bei großen Eingriffen kann der intraoperativ auftretende Verlust an Extrazellulärflüssigkeit, Blut und Eiweiß nur schwer erfaßt werden. Vor allem gilt das für die Sequestration von Extrazellulärflüssigkeit, für die Ausbildung des sog. 3. Raumes. Es empfiehlt sich deshalb, für Eingriffe mit Eröffnung des Abdomens den 1,5- bis 2fachen Basisbedarf pro Zeiteinheit zuzuführen. Dabei ist zu berücksichtigen, daß bei der Ausbildung eines sog. 3. Raumes Extrazellulärflüssigkeit, d. h. Ringer-Laktatlösung, verlorengeht. Es müssen deshalb bei solchen Eingriffen klinische, hämodynamische und laborchemische Kontrollen sowie, falls ein Blasenkatheter indiziert ist, Kontrollen der Urinausscheidung durchgeführt werden, um danach die endgültige Infusionsmenge und -geschwindigkeit sowie deren Zusammensetzung festzulegen.

Diskussion

Altemeyer, Ulm: Herr Link, Sie hatten in Ihrer ersten Tabelle für Neugeborene kein Natrium angegeben. Das entspricht nicht der DAKE/AKE-Empfehlung, die ich selbst mit zusammengestellt habe. Die DAKE/AKE-Empfehlung ist genau das, was ich in meinem Beitrag projeziert habe. Sie empfiehlt auch 3–5 mmol/kg KG; die Natriumzufuhr wird am ersten Tag reduziert, indem man nur 50 mmol appliziert. Wenn Sie ein Neugeborenes mit Omphalozele haben, und Sie verfahren nach diesem Schema, dann wird es sehr kritisch, denn diese Kinder verlieren ja Unmengen an isotoner Flüssigkeit über den Darm. Ich glaube, auch ein Neugeborenes braucht am ersten Lebenstag sein Natrium. Das Problem ist, daß sowohl zuwenig als auch zuviel schlecht ist. Die Enge der Regulationsbreite ist das Problem in dieser Lebensphase. Ich glaube, natriumfreie Lösungen sollte man perioperativ nicht infundieren. Eine Rehydrierung bei Defiziten sollte abgeschlossen sein, bevor die Narkose beginnt. Ein Kind mit Defiziten an Wasser und Elektrolyten gehört nicht auf den Operationstisch. Es darf nicht vorkommen, daß wir intraoperativ Defizite ausgleichen müssen, die präoperativ schon zu korrigieren sind. Wir halten es immer so, daß wir auch präoperativ einen Ileus rekompensieren und erst dann operieren, weil wir sonst intraoperativ große Probleme bekommen. Schließlich zur Rehydrierung: Sie empfahlen als Kontrollparameter den zentralvenösen Druck; es gibt einfachere Parameter, wie z. B. den Blutdruck und das Gewicht.

Link, Berlin: Dem stimme ich zu. Auch was die Natriumzufuhr angeht, gibt es keine wesentlichen Unterschiede; ich habe das ausdrücklich als Basisbedarf ausgewiesen für nicht zu operierende gesunde Säuglinge. Zusatzbedarf wäre das, was bei einer Omphalozele auftritt; selbstverständlich ist dann Natrium zuzuführen. Diese Tabelle, in der wir am ersten Tag keinen Natriumbedarf ausgewiesen haben, ist quasi ein Kompromiß mit unseren Kinderchirurgen, die immer noch die Auffassung vertreten, daß wir zuviel Natrium zuführen. Selbstverständlich führen wir auch in Abhängigkeit von der Größe des Eingriffs am ersten Lebenstag Natrium zu, erst recht bei Eröffnung der großen Körperhöhle. Das wäre aber Zusatzbedarf, nicht Basisbedarf.

Eyrich, Berlin: Haben wir noch einen Pädiater da, der vielleicht etwas dazu sagen möchte?

Frank, Berlin: Wir haben keine grundsätzlichen Differenzen, wir treffen uns ja und besprechen gelegentlich diese Dinge.

Eyrich, Berlin: Es bestehen also keine grundlegenden Differenzen zwischen Anästhesie und Pädiatrie in diesem Bereich. Ich glaube, es ist ganz wichtig zu betonen, daß man die Patienten - auch im Erwachsenenbereich - nicht mit einem Defizit auf den Operationstisch bringt. Dies ist eine Schwierigkeit, die auch heute noch viele Operateure nicht einsehen wollen. Da bleibt noch viel zu tun.

Link, Berlin: Sie haben natürlich recht, wenn Sie fordern, daß man dehydrierte Kinder nicht auf den Operationstisch bringen soll, aber es läßt sich nicht immer vermeiden, ein dehydriertes oder auch ein hyperhydriertes Kind zu operieren. Auch der Anästhesist sollte die Hydratationszustände kennen, und wenn die Operation nicht aufschiebbar ist, muß er sie akut behandeln.

Literatur

1. Bachmann KD, Feenders O (1977) Spezielle Probleme im Säuglingsalter. In: Zumkley H (Hrsg) Klinik des Wasser- sowie Elektrolythaushalts. Stuttgart, Thieme, S 519-542
2. Bennett EJ (1975) Fluids for anesthesia and surgery in the newborn and the infant. Thomas, Springfield
3. Friis-Hansen B (1957) Changes in bodywater compartments during growth. Acta Paediatr Scand [Suppl] 110
4. Kraus GB (1981) Untersuchung zur präoperativen Flüssigkeitskarenz bei Säuglingen. Anaesth Intensivther Notfallmed 16:103-106
5. Smith RM (1980) Anesthesia for infants and children. Mosby, St. Louis Toronto London

Regionalanästhesie im Kindesalter

G. Sprotte

Gibt es natürliche Altersgrenzen für die Regionalanästhesie?

Regionalanästhesien beim Kind und beim Kleinkind sind im weiten Maße unüblich. Betrachtet man ihre Verbreitung im klinischen Routinebetrieb, kommt man leicht zu dem Urteil, daß für diese Verfahren kein überzeugender Bedarf vorliegen kann. Der sporadische Umgang mit unüblichen Anästhesietechniken ist außerdem eine der bedeutensten Gefahrenquellen für den Patienten und juristisch betrachtet auch für den Anästhesisten. Es darf daher nicht verwundern, daß gerade von den Kolleginnen und Kollegen, welche sich im Bereich der Kinderanästhesie spezialisiert haben, die Anwendung regionaler Anästhesieverfahren weitgehend abgelehnt wird.

Bei der Anästhesie erwachsener Patienten ist durchaus ein Bedarf an regionalen Anästhesiemethoden vorhanden. Sie sind hier fester Bestandteil eines differenzierten Anästhesieangebotes. Diese Gegenüberstellung der Entwicklung in unserem Fachgebiet scheint die Existenz natürlicher Altersgrenzen widerzuspiegeln, welche einer sinnvollen Anwendung der Lokalanästhesie gesetzt sind. Doch worin liegen diese Grenzen begründet: im Lebensalter an sich, im seelischen, geistigen oder körperlichen Entwicklungsstand des heranwachsenden Menschen?

Meine eigenen Erfahrungen und die Auseinandersetzung mit dem einschlägigen Schrifttum ließen mich zu der persönlichen Überzeugung kommen, daß die natürlichen Altersgrenzen in der Regionalanästhesie nur zum einen in der Natur des Kindes, zum anderen Teil in der Natur der Anästhesisten und ihrer Ausbildung begründet sind.

Vom Lebensalter an sich kann keine Kontraindikation für die Anwendung der Regionalanästhesie abgeleitet werden. Kenneth Eather, Anästhesist am Childrens Orthopedic Hospital in Seattle, schrieb dazu:

> „In seeking the ideal of patients care the anesthesiologist should have regional anaesthesia skills and the freedom to use them on the young as well as on the older patient [4].“

Der körperliche Entwicklungsstand des Kindes bietet in Wirklichkeit zu keinem Zeitpunkt ungünstigere Bedingungen für die therapeutische Breite der Lokalanästhetika als bei Erwachsenen, jedoch sind 4 besondere Faktoren im Kindesalter zu berücksichtigen:

1. Der höhere Anteil des extrazellulären Wassers an der Gesamtkörpermasse bedingt beim Kind einen vergleichsweise größeren Verteilungsraum der Lokalanästhetika. Bezogen auf das Körpergewicht können daher in dieser Altersgruppe Lokalanästhetika höher dosiert werden.
2. Das relativ erhöhte Herzzeitvolumen des Kindes bedingt eine vermehrte Gewebeperfusion und damit einen schnelleren Anstieg der Blutspiegel durch eine beschleunigte Resorption der Lokalanästhetika. Durch die Anwendung niedrigerer Lokalanästhetikakonzentrationen und den generellen Zusatz eines Vasokonstriktors läßt sich dieser ungünstige Faktor kompensieren.
3. Der geringe Anteil des kindlichen Organismus an Stütz- und Bindegewebe und die geringeren Querschnitte der zu anästhesierenden Nerven und Nervenplexus begünstigen die Diffusion der Lokalanästhetika. Es können daher geringere Konzentrationen eingesetzt werden, um eine vergleichbare Wirkung zu erzielen.
4. Der Einfluß des vegetativen Nervensystems auf die Verteilung von Blutvolumina im Kapillarbett der Körperschale und in den venösen Kapazitätsgefäßen ist beim Kind deutlich geringer als beim Erwachsenen. Ausgedehnte Sympathikusblockaden bei rückenmarksnahen Leitungsanästhesien haben daher beim Kind so gut wie keinen Einfluß auf die Stabilität des Kreislaufs [13].

Der vorteilhafte Dosierungsspielraum der Lokalanästhetika im Kindesalter ist in mehreren klinisch-toxikologischen Arbeiten belegt. So wurden als sichere obere Dosierungsgrenzen für Lidocain und Mepivacain 7–10 mg/kg KG [5, 15] und für Bupivacain 4 mg/kg KG [1] ermittelt. Die Besonderheiten des kindlichen Organismus setzen einer sicheren Anwendung der Lokalanästhesie keine zusätzlichen Grenzen. Die verkleinerten anatomischen Verhältnisse beim Kind verlangen jedoch eine gewisse Anpassung des Anästhesieinstrumentariums. Die psychische und geistige Unreife des Kindes begrenzt aber im Vergleich zum Erwachsenen sehr wohl die Indikation zur Lokalanästhesie und sie begrenzt auch die Anzahl sinnvoller Techniken.

Welches sind die sinnvollen Techniken der Regionalanästhesie im Kindesalter?

Die Injektion eines Lokalanästhetikums und die Überprüfung seiner Wirkung sowie die Registrierung von Nebenwirkungen setzt in aller Regel einen wachen und kooperativen Patienten voraus. Diese Voraussetzung ist im Kindesalter nur in Ausnahmefällen gegeben. Säuglinge, Kleinkinder und selbst die meisten Schulkinder wären nur unter Anwendung psychischer oder physischer Gewalt oder schlafend einem Verfahren der Regionalanästhesie zu unterziehen.

Eine differenzierte Betrachtungsweise dieser Problematik zeigt, daß ein generelles Festhalten am Prinzip der Kooperationsfähigkeit im Kindesalter nicht erforderlich ist.

Kaudalanästhesie

Die kaudale Periduralanästhesie kann ohne Erhöhung des Risikos am schlafenden Kind durchgeführt werden [13]. Der Erfolg und die korrekte Ausbreitung der Anästhesie werden über die Reflexe des sedierten Patienten getestet. Intravasale Fehllagen der Kanüle oder des Katheters werden über eine Testinjektion sicher ausgeschlossen:

Es wird die zur Verdünnung des Lokalanästhetikums vorgesehene Kochsalzmenge mit der für das gesamte Injektionsvolumen errechneten Adrenalindosis langsam vorweg verabreicht. Eine unveränderte Herzfrequenz im EKG-Monitor bestätigt die sicher extravasale Injektion. Intrathekale Injektionen oder Verletzungen von Nervenwurzeln können durch eine korrekte Punktionstechnik ausgeschlossen werden. Unter kaudaler Periduralanästhesie können bei Säuglingen und Kleinkindern nahezu alle Eingriffe unterhalb des Nabels durchgeführt werden [4].

Axilläre Plexusanästhesie

Bei frischen Frakturen oder Verletzungen an der oberen Extremität werden Plexusanästhesien zur Erstversorgung von den meisten Kindern im Vorschul- und Schulalter widerspruchslos, kooperativ und ohne Sedierung toleriert. Die Kooperationsfähigkeit ist in diesen Situationen, unabhängig vom Lebensalter, ein individueller Faktor, der im starken Maße vom Verhalten des Anästhesisten mitbestimmt wird [8].

Axilläre Plexusanästhesie, Kaudalanästhesie und mit Einschränkung die lumbale Periduralanästhesie sind in kindgerechter Anwendung wertvolle Alternativmethoden zur prä-, intra- und postoperativen Analgesie von Kindern [5, 6, 7, 8, 9, 10, 14, 16, 17].

Indikationen zur Regionalanästhesie im Kindesalter

Das Vertrautsein mit den Techniken und Dosierungen der Lokalanästhesie im Kindesalter ist eine wichtige Voraussetzung für ihre Anwendung. Indikationen ergeben sich bei der Erstversorgung in der Traumatologie beim nicht-nüchternen Kind [7, 8], in der Orthopädie zur Vermeidung riskanter Intubationen [14] und in der allgemeinen Kinderchirurgie bei Eingriffen im Anal- und Genitalbereich zur Analgesie in der frühen postoperativen Phase [9]. Unter besonders günstigen personellen und organisatorischen Bedingungen kann auch die Analgesie in der Abdominal- und Thoraxchirurgie unter kontinuierlicher Periduralanästhesie betrieben werden. Eindrucksvolle Ergebnisse dieses Verfahrens werden von Armitage (persönliche Mitteilung) aus dem Kinderhospital in Brighton berichtet.

Sinn und Zweck der Kombination von Allgemein- und Periduralanästhesie im Erwachsenenalter sind umstritten. Die Perfektion der Analgesie, die Armitage bei seinen Kindern erreicht, zeigt, daß in der Kinderanästhesie ein sinnvoller Anwendungsbereich dieser Kombination liegen kann.

Klinische Anwendung

Plexusanästhesien

Das jüngste Kind, welches an unserem Institut eine axilläre Plexusanästhesie erhielt, war exakt 1 h 10 min alt. Nach protrahierter Geburt unter Periduralanästhesie der Mutter zeigte das 3500 g schwere Neugeborene eine komplette Ischämie des rechten Armes. Innerhalb 1 h post partum entwickelte sich zusätzlich eine ischämische Parese dieser Extremität. Nach Rücksprache mit unseren Angiologen und Gynäkologen führten wir zur Spasmolyse der A. brachialis eine axilläre Plexusanästhesie mit 20 mg 1%iger Mepivacainlösung durch und zwar mit vollem Erfolg. In diesem Beispiel aus dem Raritätenkabinett dosierten wir das Mepivacain entsprechend unserer Erfahrung aus der Traumatologie: Bei Kindern bringen 5–7 mg/kg KG 1%ige Mepivacainlösung eine ausreichend sichere Dosierung, sicher sowohl im Hinblick auf eine zuverlässige Wirkung als auch im Hinblick auf die Vermeidung von systemischen Nebenwirkungen. Ein Zusatz von Adrenalin 1:200000 ist bei diesen Dosierungen empfehlenswert.

Bei 13- bis 14jährigen erreicht man bei dieser Dosierung das Volumen von 30 ml Lokalanästhesielösung. Bei älteren Kindern kann dieses Volumen konstant bleiben. Es lohnt sich jedoch, zur Erhöhung der Blockadeintensität dann die Konzentration der mittellang wirkenden Lokalanästhetika von 1 auf 1,5% zu erhöhen. Bupivacain kann zur Plexusanästhesie im Kleinkindesalter als 0,25%ige, bei jüngeren Schulkindern als 0,37%ige und bei Jugendlichen als 0,5%ige Lösung angewandt werden. Die Dosierung erfolgt sinnvollerweise wiederum nach dem Körpergewicht mit 2 mg/kg KG. Trotz der von Armitage beschriebenen oberen Dosierungsgrenze von 4 mg/kg KG sollten aus Sicherheitsgründen 3 mg/kg KG nur bei zwingender Indikation überschritten werden. Von unserer körpergewichtsbezogenen Dosierung nur geringfügig abweichende Dosierungsvorschläge werden von Niesel et al. [10] für Prilocain und von Hoffmann et al. [7] für Mepivacain beschrieben.

Die Technik der axillären Plexusanästhesie kann im Kindesalter bis zum 12. oder 13. Lebensjahr vereinfacht werden. Der geringe Querschnitt der Plexusanteile erlaubt eine einfache Punktion der Gefäßnervenscheide ohne Parästhesien und die Applikation der errechneten Gesamtdosis an einem Injektionsort. Als Kanülen eignen sich die immobilen Plexofix-Nadeln nach Zenz u. Glocker [18], sowie die atraumatische Plexuskanüle nach Sprotte[1], die als teflonbeschichtete Variante auch eine Lokalisation des Plexus unter Elektrostimulation am schlafenden Patienten ermöglicht.

Wichtig bei der Technik ist die senkrechte Einführung der Kanüle zum Plexusverlauf, um intraneurale Injektionen sicher zu vermeiden.

---

[1] Hersteller: Gebr. Pajunk Feingerätebau Medizintechnik, Am Holzplatz 5–7, 7716 Geislingen.
Vertrieb: Hell & Co. Krankenhausbedarf, Am Käswasen 12, 8531 Diespeck.

Kaudale und lumbale Periduralanästhesie

Die unterschiedlichen Indikationsgebiete der Kaudalanästhesie führten zu extrem differierenden Dosierungsvorschlägen im Schrifttum. Kay [9] schlägt für die postoperative Analgesie von Kindern nach Zirkumzisionen und Eingriffen im Analbereich eine Dosierung von 0,5 ml pro Lebensjahr der 0,5%igen Bupivacainlösung vor. Bromage [3] und Schulte-Steinberg [11, 12, 13] ermittelten Dosierungsschemata in ml Lokalanästhesielösung pro spinalem Segment, bezogen auf das Lebensalter, und kamen dabei zu nahezu identischen Resultaten. In der praktischen Anwendung waren die Dosierungen in unserem orthopädischen Krankengut nicht nachvollziehbar. Wir orientierten uns daher an einer körpergewichtsbezogenen Dosierung mit einer oberen Dosierungsgrenze von 3 mg/kg KG Bupivacain. Die Konzentration richteten wir nach den Erfordernissen der Relaxation. Die nach unseren ersten 200 Kaudalanästhesien ermittelten segmentalen Dosierungen bezogen wir retrospektiv auf das Lebensalter und verglichen die gewonnenen Ergebnisse mit denjenigen von Schulte-Steinberg und Bromage. Aus der graphischen Darstellung ist klar zu entnehmen, daß wir, verglichen mit Schulte-Steinberg und Bromage, 5fache Volumengaben benötigten, um klinisch zuverlässige Anästhesien zu erzielen (Abb. 1–3).

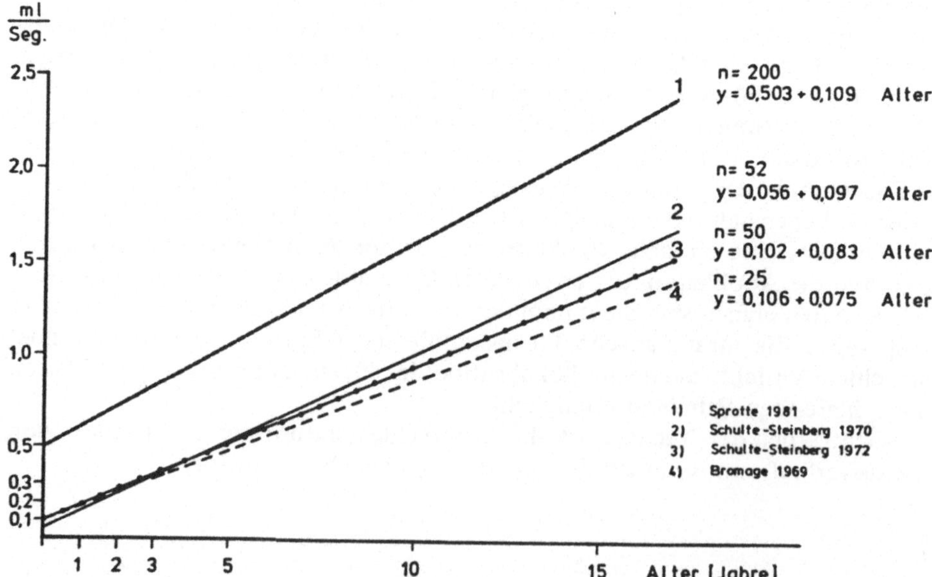

Abb. 1. Erforderliche segmentale Dosis für die Kaudalanästhesie beim Kind in Abhängigkeit vom Lebensalter: Vergleich der Regressionsanalysen aus der Literatur mit eigenen (unpublizierten) Untersuchungen aus dem Jahre 1981

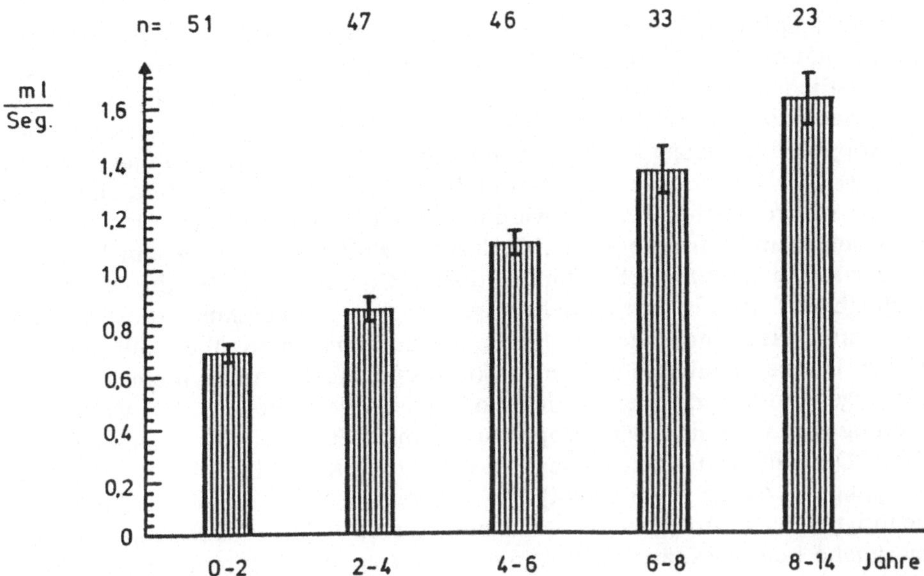

Abb. 2. Volumenbedarf für die segmentale Dosierung bei der Kaudalanästhesie im Kindesalter: Mittelwerte und Standardabweichung bei 5 Altersgruppen von 0 bis 14 Jahren

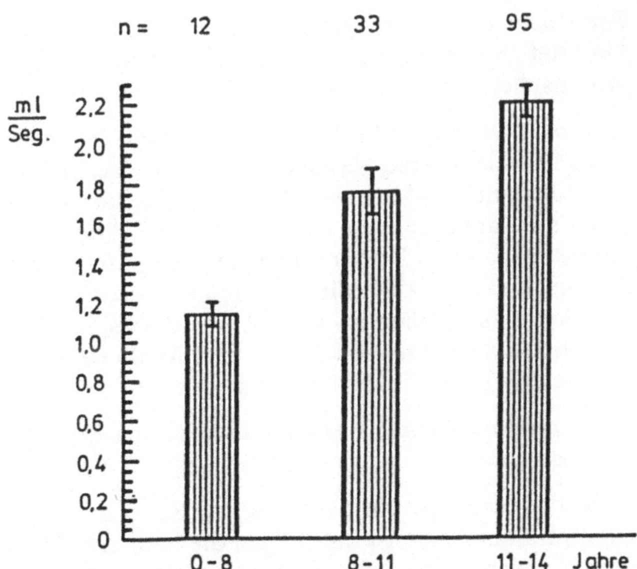

Abb. 3. Volumenbedarf für die segmentale Dosierung bei der Periduralanästhesie: Mittelwerte und Standardabweichung bei 3 Altersgruppen von 0 bis 14 Jahren

Etwa 1 Drittel des erforderlichen Volumens wird bei der Kaudalanästhesie als adrenalinhaltige Kochsalzlösung, wie oben schon erwähnt, vorweg injiziert. Die restlichen zwei Drittel werden als adrenalinfreie, 0,5%ige Bupivacainlösung nachinjiziert. Bei der lumbalen Periduralanaästhesie die ausschließlich am kooperativen, leicht sedierten Kind angelegt wird, kommt bei uns allein die 0,5%ige Bupivacainlösung zur Anwendung. Die lumbale Periduralanästhesie führen wir in gleicher Technik wie im Erwachsenenalter durch. Der überwiegend angewandte fraktionierte „singleshot" wird über eine 70 mm lange, 24 Gauge starke atraumatische Kanüle injiziert. Bis zum Austesten der Anästhesie verbleibt das Kind in stabiler Seitenlage auf einer Vakkuummatratze. Im Säuglings- und Kleinkindesalter erfolgt die Periduralanästhesie über eine Injektion in den Hiatus sacralis. Für diese Injektion und für das Anlegen eines venösen Zugangs wird bevorzugt eine Inhalationsanästhesie eingeleitet. Die weitere Sedierung wird über eine Dauertropfinfusion mit Ketanest und Diazepam fortgeführt. Die mittlere Dosierung liegt bei 0,2 mg/kg KG/h für Diazepam und bei 2 mg/kg KG/h für Ketamin [14]. 34% der statistisch untersuchten 200 Kinder benötigten nach Anlegen der Anästhesie keine weitere Sedierung. Rückenmarknahe Leitungsanästhesien werden an unserem Institut ausschließlich bei Kindern in der Orthopädie angewandt. Nur hier ergeben sich bei uns sinnvolle Indikationen in ausreichender Zahl, um einen routinierten Umgang mit diesen Methoden zu pflegen.

Diskussion

Papadopoulus, Berlin: Sie sprachen einmal über schlafende Kinder, einmal über tiefe Sedierung, einmal über leichte Sedierung und einmal über Narkose. Wie machen Sie die Sedierung, wie die Narkose? Mir ist das nicht klar.

Sprotte, Würzburg: Für den schmerzhaften Teil, also zum Anlegen einer Kaudalanästhesie ist eine Narkose notwendig. Deshalb sagte ich auch, wir machen eine Inhalationsanästhesie. Aber in dem gedrängten Text konnten Sie das nicht mehr auseinanderhalten. Die fortgesetzte Sedierung geht über eine Infusion mit den genannten Dosierungen von Ketamin und Diazepam. Ich erwähnte außerdem, daß beim tiefsedierten Kind eine elektrisch stimulierte Aufsuchung eines Plexus zu machen ist. Das ist eine Praxis, die wir selbst nicht durchführen, die ich aus der Literatur kenne. Diese Methode wurde beim tiefsedierten Kind durchgeführt. Dies habe ich lediglich zitiert.

Papadopoulus, Berlin: Wenn Sie eine Vollnarkose machen, leiten Sie dann die Narkose aus?

Sprotte, Würzburg: Sie haben ja das Kind mit dem Klumpfuß gesehen. Die Klumpfußoperation ist im übrigen die häufigste Operation, bei der dieses Verfahren angewandt wird. Die Narkose war ausgeleitet. Die Kinder sind dann wach oder sediert oder haben noch einen Überhang, der dann noch durch weitere Gaben von Analgetika und Sedativa unterstützt wird.

Frage: Ich habe einige Fragen zum Periduralkatheter: Wann wenden Sie ihn an? Bis zu welchem Alter? Welche technischen Probleme gibt es dabei?

Sprotte, Würzburg: Zunächst zur Anwendung und zur Indikation für einen Periduralkatheter, der postoperativ bleibt: Es gibt bei uns nur eine Indikation, und zwar das Tumorkind, für das wir äußerst selten keine andere Alternative haben. Bei dieser Indikation gibt es keine Altersgrenzen.

Frage: Bei anderen Indikationen im postoperativen Bereich, z. B. bei Thoraxoperationen mit Spannern auch?

Sprotte, Würzburg: Wir tun das nicht. Ich habe in meinem Beitrag Armitage zitiert, den ich persönlich gut kenne, der das im extremen Ausmaß betreibt; und ich glaube, daß er dies auch sehr gut tut. Wir machen es aber aus Überzeugung nicht.

Frage: Aus welcher Überzeugung heraus?

Sprotte, Würzburg: Armitage leitet die Kinderanästhesie in einem Krankenhaus, das er voll überblicken kann. Er arbeitet immer mit den gleichen Leuten. Er weiß, was er kann und was seine Leute können. In einer Ausbildungsklinik können Sie das nicht machen.

Frage: Nun zu der längerstündigen Operation unter Ketanest und Diazepam. Ich habe da keine eigenen Erfahrungen. Kann man bei diesen angegebenen Dosierungen evtl. modifiziert mit einer höheren Anfangsdosierung auch ohne Regionalanästhesie auskommen? Können Sie etwas dazu sagen?

Sprotte, Würzburg: Die angegebenen Mittelwerte sind die Dosierung, die die Anfangsdosierung mit einbezieht. Insofern relativiert sich das. Außerdem kann ich mit 2 mg/kg KG/h Ketanest, wenn ich damit anfangen würde, das Kind gerade nur zum Schlafen bringen. Aber eine Analgesie in Narkose kann ich damit nicht erreichen.

Jensen, Hannover: Welche Erfahrungen haben Sie mit Plexuskathetern bei Kindern gemacht? Bei der schweren Verletzung, die wir gesehen haben, hätte er sich ja beim Erwachsenen geradezu angeboten, wenn man da wegen des Schockzustands aufgrund des großen Blutverlusts nicht primär eine Intubationsnarkose gemacht hätte, um den Patienten besser im Griff zu haben.

Sprotte, Würzburg: Das Anlegen von Plexuskathetern ist bei uns strengstens limitiert auf Replantationsoperationen und hat bei uns nicht die Indikation Schmerztherapie, sondern die Indikation postoperative Sympathikusblockade, um die Anastomosen im Replantationsgebiet unter maximalem Flow zu belassen. Der Schmerz an der oberen Extremität ist sicher keine Indikation, einen Katheter zu legen. Denn das Trauma mit diesen Kanülen ist nicht überschaubar. Also nicht indiziert.

Herbolt, Bochum: Ich wollte das Thema nicht anschneiden, aber Sie haben es jetzt selbst erwähnt: Was halten Sie von Sympathikusblockaden und Neurolysen bei Kindern? Was halten Sie von prophylaktischen regionalen Anästhesien, um den Phantomschmerz zu mindern?

Sprotte, Würzburg: Der pathologische Schmerz, dazu gehört auch der Phantomschmerz, ist eine erweiterte Form des Schmerzes des Erwachsenen; bei Kindern habe ich ihn noch nicht gesehen. Offensichtlich ist er eine solche Rarität, daß wir uns nicht prophylaktisch mit einer kontinuierlichen Periduralanästhesie darauf einstellen müssen. Sollte er hypothetisch einmal auftreten, so haben wir noch gute Möglichkeiten, den Phantomschmerz zu behandeln, aber nicht durch ein Verfahren, das im Grund genommen keine Relevanz für das Kind hat.

Wolfgramm, Berlin: Die Spinalanästhesie ist bisher nicht erwähnt worden. Liegt das möglicherweise daran, daß das postpunktionelle Syndrom bisher nicht diskutiert wurde?

Sprotte, Würzburg: Die Spinalanästhesie ist im Kindesalter schwer dosierbar. Wenn man die Literatur durchsieht, stellt man fest, daß vor den 50er Jahren sehr viele Spinalanästhesien bei Kindern durchgeführt worden sind. Daraus kann man 2 Dinge herauslesen: 1) Das postpunktionelle Syndrom ist seltener beim Kind; wenn es aber auftritt, dann ist das mit nichts zu vertreten, ein Kind sieht dann nicht ein, daß es auch noch wegen des Kopfschmerzes liegenbleiben muß. 2) Die Dosierung der Spinalanästhesie beim Kind ist offenbar sehr schwierig. Es gibt so unterschiedliche Angaben. Ansonsten gibt es eigentlich keine schweren Kontraindikationen für die Spinalanästhesie beim Kind. Ich glaube aber, daß eine ungeklärte Dosisfrage schon ein gewichtiger Grund ist, der dagegen spricht.

Literatur

1. Armitage EN (1979) Caudal block in children. Anaesthesia 34:396
2. Gestrichen
3. Bromage PR (1969) Aging and epidural dose requirements: Segmental spread an predictability of epidural analgesia in youth and extreme age. Br J Anaesth 41:1016–1022
4. Eather KF (1975) Regional anaesthesia for infants and children. Int Anaesthesial Clin 13/3:19–48
5. Fortuna A (1967) Caudal analgesia: A simple and save technique in paediatric surgery. Br J Anaesth 39:165–170
6. Hassan SZ (1977) Caudal anesthesia in infants. Anesth Analg 56:686–689
7. Hoffmann P, Schockendorff B, Wagner U (1983) Axilläre Blockade des Plexus axillaris im Kindesalter. Regionalanaesthesie 6:86–87
8. Ilias W, Zimpfer M, Mutz N (1981) Plexusanästhesie im Kindesalter. Anaesth Intensivmed 140:67–70
9. Kay B (1974) Caudal block for postoperative pain relief in children. Anaesthesia 29:610–611
10. Niesel HC, Rodringuerz P, Wilsmann J (1974) Regionalanästhesie der oberen Extremitäten bei Kindern. Anaesthesist 23:178–180
11. Schulte-Steinberg O, Rahlfs VW (1970) Caudal anaesthesia in children and spread of 1% lignocain: A statistical study. Br J Anaesth 42:1093
12. Schulte-Steinberg O, Rahlfs VW (1972) Caudal-Anästhesie bei Kindern und die Ausbreitung von 0,25%iger Bupivacain-Lösung. Anaesthesist 21:94–100
13. Schulte-Steinberg O (1980) Neural blockade for pediatric surgery. In: Cousins MJ, Bridenbaugh PO (eds) Neural blockade. Lippincott, Philadelphia Toronto, pp 503–523

14. Sprotte G (1984) Caudalanästhesie bei orthopädischen Eingriffen im Kindesalter. In: Kühn K, Hausdörfer J (Hrsg) Regionalanästhesie. Springer, Berlin Heidelberg New York, S 10-16
15. Takasaki M, Dohi S Kawabata Y et al. (1977) Dosage of lidocain for caudal anaesthesia in infants and children. Anaesthesiology 47:527-529
16. Touloukian RJ, Wugmeister M, Picket LK, Hehre FW (1971) Caudal anesthesia for neonatal anoperineal and rectal operations. Anaesth Analg 50/4:565-568
17. Verlic L, Münger U (1982) Über die Caudalanästhesie bei Kindern und die Gefahr von Krampfanfällen. Regionalanaesthesie 5:11-13
18. Zenz M, Glocker R (1981) Eine neue immobile Nadel zur Plexusanästhesie. Regionalanaesthesie 4:29

Postoperative Sedierung und Analgesie bei Kindern

K. Kühn

Nicht nur die Lage, die Ausdehnung und die Traumatisierung des Operationsgebietes bestimmen die Schmerzintensität nach einem chirurgischen Eingriff. Ebenso wie beim Erwachsenen verstärken bei entsprechender psychischer Disposition Nervosität, Streß und Depressionen die Schmerzempfindung. Der Wundschmerz wird also individuell verschieden empfunden und ist nicht objektivierbar. Dies gilt für das Kind ebenso wie für den Erwachsenen.

Bei der Ausarbeitung dieses Vortrages wurde mir deutlich, daß dies zwar eine Selbstverständlichkeit und allen bekannt ist, daß es jedoch außerordentlich schwer sein kann, über Selbstverständlichkeiten etwas zu sagen, zumal ich nicht auf wissenschaftlich begründete Daten zurückgreifen kann, sondern nur auf die tägliche klinische Erfahrung.

Es ist klar, daß Kinder postoperativ ebenso Schmerzen haben wie Erwachsene und daß Kinder genauso wie Erwachsene etwas zur Schmerzlinderung oder Schmerzunterdrückung erhalten müssen.

Nach kleineren Eingriffen wie Repositionen, Wundversorgungen und dergleichen erhalten die meisten Kinder keinerlei Analgetika. Kinder bis zum Alter von 7–8 Jahren lassen sich leicht ablenken, daß sie nach Beendigung der Narkose, wenn sie in eine gewohnte Umgebung zurückkommen und eine entsprechend vertraute Person anwesend ist, durch audiovisuelle Reize so abgelenkt werden können, daß der Wundschmerz kaum wahrgenommen wird.

Zur medikamentösen Behandlung auf oraler oder rektaler Basis bieten sich paracetamolhaltige Medikamente an. Bei uns wird ein Kombinationspräparat von Paracetamol und Apobarbital verwandt, so daß neben der analgetischen Behandlung auch noch eine Sedierung erfolgt. Kinder bis zum 3. Lebensjahr erhalten ein Suppositorium mit 110 mg Paracetamol und 50 mg Apobarbital, ältere Kinder eine mit 250 mg Paracetamol und 100 mg Apobarbital.

Da die überwiegende Anzahl der Narkosen bei Kindern, insbesondere im jüngeren Alter, mit volatilen Anästhetika durchgeführt wird und damit mit dem Erwachen aus der Narkose der Wundschmerz voll registriert wird, hat es sich bei uns bewährt, das Suppositorium noch auf dem Operationstisch zu verabreichen. Die Erfahrung zeigt, daß die Kinder postoperativ dann wesentlich ruhiger sind. Nahezu obligat ist dieses Verfahren bei Anwendung der rektalen Methohexitaleinleitung ohne vorherige Prämedikation mit einem Analgetikum. Bei der Methohexitaleinleitung sind die Kinder postoperativ unruhiger durch den einsetzenden Wundschmerz und das fehlende Analgetikum in der Prämedikation. So überbrückt die Gabe des Suppositoriums, gegeben in der Ausleitungsphase der Narkose, den sonst recht schmerzreichen Zeitraum zwischen Narkoseende und Verabreichung eines Zäpfchens auf der Station.

Acetylsalizylsäure kann entweder intramuskulär oder intravenös verabreicht werden. Da in den allermeisten Fällen postoperativ der Venenzugang noch liegt, erfolgt die Verabreichung darüber.

Die Dosierung der einmaligen Gabe beträgt

- bei Säuglingen 10 mg/kg KG,
- bei größeren Kindern (15 kg) 15-20 mg/kg KG.

Beachtet werden müssen die bekannten Nebenwirkungen und Kontraindikationen.

Kinder, die intraoperaitv eine Neuroleptanalgesie, sei es als Monoform oder als Kombinationsnarkose mit einem volatilen Anästhetikum zusammen, erhalten haben, benötigen postoperativ über einen langen Zeitraum keinerlei Analgetika. Hier wirkt sich die hohe analgetische Potenz des Fentanyls oder Alfentanyls positiv aus. Trotz der wesentlich kürzeren Halbwertszeit und Wirksamkeit des Alfentanyls sind die Kinder postoperativ ebensolange schmerzfrei wie Kinder, die Fentanyl erhalten haben.

Alle Analgetika vom Morphintyp haben eine atemdepressive Wirkung. Aus diesem Grund gelangen diese Medikamente bei uns recht selten zur Anwendung. Nach Neuroleptanalgesien mit der schon möglichen postoperativen Atemdepression werden sie bei uns überhaupt nicht verabreicht.

Von den starkwirkenden Analgetika wenden wir Pentazocin als morphinartiges Analgetikum an und zwar ausschließlich nach Inhalationsnarkosen. Die Dosierung beträgt für

- Kinder mit vollendetem 3. Lebensjahr (15 kg) 10 mg Pentazocin i. m. als Einzeldosis,
- Kinder ab dem 6. Lebensjahr (25 kg) 15-18 mg i. m.,
- Kinder ab dem 10.-12. Lebensjahr (35 kg) 20-25 mg i. m.

Neugeborene erhalten an unserer Klinik 1 Tropfen (2,5 mg) Tilidin oral.

Dieser wohl allgemein durchgeführten und üblichen Schmerzbehandlung steht die Anwendung der Leitungsanästhesie bei entsprechender Indikation gegenüber. Wenn sie sinnvoll eingesetzt wird, ist sie zwar eine aufwendigere und invasivere Methode, zeigt aber sehr gute Ergebnisse. Dabei kommen Kaudalanästhesie und Analgesie mittels periduralem Katheter in Frage.

Schulte-Steinberg [2] versuchte in den 70er Jahren die Kaudalanästhesie bei Kindern einzuführen. Er legte den kaudalen Block nicht zur postoperativen Schmerztherapie, sondern der Vorteil war nach seiner Meinung das Einsparen von Narkotika. Ich bin der Auffassung, daß die ideale Narkoseform für Kinder die Intubationsnarkose ist. Bei einer Anzahl von Operationen, wie z. B. Hypospadieoperationen nach Groß, ist die Kaudalanästhesie neben einer Allgemeinnarkose eine elegante, nicht sehr aufwendige und wenig komplikationsträchtige Zusatzversorgung, um den Patienten postoperativ schmerzfrei zu halten. Die Anlage einer Kaudalanästhesie im Kindesalter ist sehr einfach. Man erreicht den Periduralraum nach Durchstechen der Membran des Hiatus sacralis. Ein weiteres Vorschieben der Nadel ist im Kindesalter nicht erforderlich, da das peridurale Fettgewebe des Kindes sehr aufgelockert ist. Die gleichmäßige Ausbreitung des Lokalanästhetikums ist dadurch gewährleistet. Zur Punktion verwenden wir eine 24-G-Teflonkanüle. Der Einstichwinkel zur Haut beträgt 45°. Nach Erreichen der vorderen Lamelle des Kreuzbeins wird der Stahlmandrin entfernt, das Ende der Teflonkanüle liegt im Periduralraum. Austretender Liquor oder Blut kann durch den relativ großen Querschnitt der Nadel sofort erkannt werden. Die präoperativ angelegte Kaudalanästhesie wird mit 0,25%iger Bupivacainlösung durchgeführt.

Mit der einfachen Formel, 1 ml pro Lebensjahr, kommt man gut zurecht. Die Gegenprobe in mg/kg KG sollte in jedem Fall durchgeführt werden. Beim Bupivacain reicht eine Dosis von 2 mg/kg KG aus. Die Anlage der Kaudalanästhesie erfolgt in Intubationsnarkose vor der Operation. Durch die lange Wirkungsdauer des Bupivacains wird eine postoperative schmerzfreie Phase von 7–12 h erreicht. Nebenwirkungen haben wir bei dieser Methode nicht gesehen. Harnretentionen, bedingt durch das Lokalanästhetikum, wurden nicht beobachtet. Bei der ersten spontanen und kontrollierten Blasenentleerung, die immer am Operationstag erfolgte und völlig unproblematisch war, hatten die Kinder keine Schmerzen. Der postoperative Analgetikabedarf war, wie zu erwarten, im Verhältnis zu einer Vergleichsgruppe ohne Kaudalanästhesie deutlich vermindert (Tabelle 1). Bei der Anlage ist auf eine außerordentlich gründliche Desinfektion und eine exakte Kontrolle auf Blut und Liquor zu achten. Geschieht dies, so sind Komplikationen nicht zu erwarten. Diese Zusatzversorgung ist wirklich nur bei Patienten indiziert, bei denen starke postoperative Schmerzen zu erwarten sind. Martin [1] konnte in einer Vergleichsstudie nachweisen, daß die Kaudalanästhesie bei einfacher Zirkumzision gegenüber einer medikamentösen analgetischen Behandlung keinerlei Vorteil bietet.

Die postopertive peridurale Schmerzbekämpfung hat in den letzten Jahren eine zunehmende Bedeutung erlangt. Die Indikation für eine postoperative Schmerzbehandlung mittels periduralem Langzeitkatheter ist im Kindesalter außerordentlich streng zu stellen. Eine solche Indikation ist die Thorakotomie, da es nahezu unerläßlich ist, daß postoperativ eine gute Ventilation erfolgt.

Tabelle 1. Verbrauch von Analgetika nach Kaudalanästhesie im Vergleich mit einer Kontrollgruppe

Patientengruppe	n	Alter (Jahre)	Analgetikbedarf		
			Operationstag		1. postoperativer Tag
Kontrollgruppe	13	8	n=8		n=4
			Allional für Erwachsene	6mal	dito
			Temgesic	1mal	
			Ben-u-ron	3mal	
Kaudalanästhesiegruppe	13	7	n=7		–
			Allional für Erwachsene		

Das geeignete Beispiel hierfür ist die Mukoviszidose. Es ist besonders wichtig, daß die Kinder postoperativ gut abhusten, da der verbleibende Schleim die Grundlage für Pneumonien darstellt, die dann das gesamte Operationsergebnis in Frage stellen.

Das Legen des Katheters erfolgt in der üblichen Weise. Selbstverständlich hat eine sorgfältige Untersuchung und entsprechende Aufklärung sowohl des Kindes wie auch der Eltern vorauszugehen. Die Anlage des Katheters erfolgt präoperativ in Allgemeinnarkose, in der auch der Eingriff durchgeführt wird. Aus diesem Grund sind ebenso wie bei der Kaudalanästhesie sämtliche Bedingungen, die für die Kinderanästhesie gelten, insbesondere auch was das Monitoring angeht, bei der Anlage des Katheters unbedingt zu beachten. Die Vorteile der Maskeneinleitung oder der rektalen Methohexitaleinleitung können voll ausgenutzt werden. Nach Intubation und Lagerung des Kindes erfolgt die Durchführung und Anlage des Periduralkatheters. Mit Hilfe des EKGs lassen sich Arrhythmien auf eine Testdosis hin sofort erkennen. Ebenso ist eine kontinuierliche sichere Überwachung der Beatmung des Patienten während der Manipulation unerläßlich. In der überwiegenden Anzahl der Fälle kommt man mit einem bei L 3/L 4 gelegten Katheter aus. Dem Anästhesisten kommen die anatomischen Verhältnisse im Kindesalter zugute. Das epidurale Fettgewebe bei Kindern ist eine schwammartig-gallertig aufgelockerte Masse, die stark vaskularisiert ist. Dies ist von Bedeutung, da nur bei Kindern und Kleinkindern eine regelmäßige longitudinale Ausbreitung der Analgesie erreicht wird - dies im Gegensatz zu einer nicht genau vorhersehbaren Verteilung des Lokalanästhetikums im Erwachsenenalter. Nach Anlage des Katheters erfolgt die Injektion einer Testdosis. Erst danach erfolgt die Injektion von 0,5%iger Bupivacainlösung ohne Adrenalinzusatz. Die Dosierungsformel lautet: 0,1 ml pro Lebensjahr und Spinalsegment. Dies gilt ebenso für 1%ige Lidocainlösung wie für 0,5%ige Bupivacainlösung.

Postoperativ erfolgt die Schmerzbehandlung mit Morphin, sobald der Patient wach und ansprechbar ist. Die Einzeldosis beträgt je nach Alter des Kindes 1,0-2,0 mg Morphin, gelöst in 5 ml 0,9%iger NaCl-Lösung. Bei größeren Kindern wird das Lösungsvolumen entsprechend erhöht.

Als Nebenwirkungen der Therapie sind zunächst die systemischen zu nennen:

1. Atemdepression,
2. Übelkeit,
3. Injektionsschmerz,
4. Miktionsstörungen,
5. Juckreiz.

Atemdepressionen haben wir nicht beobachtet, jedoch sind sie in der Literatur bekannt. Sie können mit Narcanti aufgehoben werden, so daß aus diesem Grund die postoperative Schmerzbehandlung über Periduralkatheter nur auf der Intensivstation erfolgen sollte und das Antidot Narcanti dort griffbereit zu liegen hat.

Zu den systemischen kommen spezifisch-lokale Nebenwirkungen hinzu:

1. Lokale subkutane Abszesse,
2. meningeale Abszesse,
3. Meningitis.

Als Kontraindikationen sind zu nennen:

- Nicht normale Blutgerinnung (PTT unter 40, Quick unter 50),
- vorausgegangene Erkrankungen des ZNS,
- septische Erkrankungen,
- Mißbildungen im Wirbelsäulenbereich.

Die Indikationsstellung für diese Art der Schmerzbehandlung bei Laparotomien ist wesentlich strenger und gilt für die folgenden Operationen:

- Leberteilresektion,
- urogenitale Fisteln,
- Blasenersatz, z. B. Kolonconduit,
- Operation nach Duhamel,
- multiple großflächige Quetschverletzungen.

Ob Kinder Schmerzen anders und intensiver empfinden, vermag ich nicht zu sagen, jedoch ist es ein Faktum, daß Kinder im großen und ganzen Schmerzen schneller überwinden oder verdrängen als Erwachsene. Aufgrund dieser Erfahrung meine ich, daß im Vordergrund die Behandlung mit peripher wirkenden Analgetika wie Paracetamol oder Salizylsäure zur postoperativen Schmerzbekämpfung steht. Nur bei wirklich starken Schmerzen sollte auf morphinähnliche Schmerzmittel, wie z. B. Pentazocin, zurückgegriffen werden. Für einen wirklich kleinen Kreis von Operationen ist unter Anwendung strengster Kriterien die postoperative Schmerzbehandlung mittels Kaudalanästhesie oder periduraler Opiatanalgesie sinnvoll. Jedoch erfordert insbesondere die postoperative Schmerzbekämpfung mittels periduralem Katheter eine intensive Überwachung und Behandlung des Patienten, die möglichst auf einer Intensivpflegeeinheit durchgeführt werden sollte.

Diskussion

Eyrich, Berlin: Vielen Dank für das sehr wichtige Referat über ein etwas stiefmütterlich behandeltes Gebiet.

Kraus, Erlangen: Herr Kühn, Sie haben die Kaudalanästhesie erwähnt, aber nicht auch einfachere regionale Schmerzausschaltungsverfahren genannt. Ich denke da z. B. bei einer Zirkumzision, die nach unseren Erfahrungen sehr schmerzhaft ist, an die Anwendung eines Wurzelblocks, der denkbar einfach ist. Zum anderen erinnere ich an die regionale Blockierung des N. iliohypogastricus und des N. ilioinguinalis bei einem Großteil der Leistenbruchoperationen und Orchidopexien, die doch relativ einfach ist. Machen Sie das nicht, oder aus welchen Gründen wurde es nicht erwähnt?

Kühn, Hannover: Bei den Herniotomien haben wir überhaupt keine Probleme mit der angegebenen Schmerztherapie. Es ist richtig, daß die Kinder postoperativ nach Zirkumzisionen sehr stark unter Schmerzen leiden. Bei einem Teil der Patienten haben wir dann ebenfalls eine Kaudalanästhesie gemacht; einen Wurzelblock haben wir bisher noch nicht durchgeführt.

Kraus, Erlangen: Es ist aber eine sehr einfache Methode und sicher mit weniger Risiken verbunden, wenn man Carbostesin 0,5%ig - ohne Adrenalin natürlich - nimmt. Man hat eine gute Schmerzausschaltung.

Kühn, Hannover: Ich werde Ihre Anregung dazu benutzen, daß wir das selbst einmal probieren.

Eyrich, Berlin: Zur Ergänzung: Wie lange hält das an?

Kraus, Erlangen: Unserer Erfahrung nach hält das ganze 5-6 h an.

Eyrich, Berlin: Wie oft muß man das wiederholen?

Kraus, Erlangen: Nach dieser Zeit nicht mehr. Wir machen das einmal direkt postoperativ. Wir gehen mehr und mehr dazu über, die Lokalanästhesie direkt nach Narkoseeinleitung zu setzen und sehen auch dann bei reduziertem Narkosebedarf, ob es wirkt. Das gleiche gilt auch für die Blockade des N. ilioinguinalis und des N. iliohypogastricus. Wir legen sie direkt nach der Narkoseeinleitung an und sehen am verminderten Narkosebedarf, ob wirklich blokkiert ist oder nicht. Dann können wir evtl. noch einmal nachinjizieren.

Herboldt, Bochum: Ich sehe ein Problem: Wenn man den Peniswurzelblock vor der Operation anlegt, wird der Operateur schimpfen, weil durch die verstärkte Sympathikolyse auch eine verstärkte Blutung entstehen kann. Also wahrscheinlich wäre es angeraten, das nach der Operation in Narkose zu machen. Ich habe dann noch eine Frage: Wie lange wird der Periduralkatheter beim Kind angewendet?

Kühn, Hannover: Postoperativ wenden wir ihn 4-5 Tage an, länger nicht. Wir haben allerdings bei Kindern zur Schmerzbehandlung im Finalstadium einen Katheter auch schon ein Vierteljahr lang liegen lassen.

Herboldt, Bochum: Haben Sie bezüglich der Nebenwirkungen Erfahrung? Beim Erwachsenen kommt es ja, wenn man Morphium appliziert, im wesentlichen zu einer Emesis. Ist das bei den Kindern genauso? Was machen Sie da prophylaktisch?

Kühn, Hannover: Emetische Nebenwirkungen haben wir nicht gesehen, wir haben einen Druckschmerz registriert. Den konnten wir verringern, indem wir für die Langzeitbehandlung die Tagesdosis über einen Perfusor gegeben haben. Damit war der Injektionsschmerz beseitigt. Alle anderen Nebenwirkungen haben wir nicht gesehen.

Herboldt, Bochum: War das richtig, daß das Suppositorium für Erwachsene mit Paracetamol und einem Barbiturat nur 250 mg Paracetamol enthält?

Kühn, Hannover: Ja.

Herboldt, Bochum: Das ist aber dann wahrscheinlich analgetisch nicht wirksam. Die postoperative Sedierung kommt sicher durch den hohen Barbituratanteil zustande.

Kühn, Hannover: Sie haben recht, wenn sich das Ganze auf das alleinige Mittel Paracetamol beschränkt. Durch die Kombination wirkt das Ganze eigentlich recht gut. Sie können bei oraler Applikation noch Kodein dazugeben, dann wirkt es noch besser.

Sprotte, Würzburg: Zur Dosierung der Lokalanästhesie noch folgende Frage: Sie sagten, bei der Kaudalanästhesie wird 1 ml pro spinales Segment gegeben; das muß ein Irrtum sein.

Kühn, Hannover: 1 ml pro Lebensjahr und spinales Segment.

Sprotte, Würzburg: Das muß korrigiert werden. Es muß heißen 0,1 ml/Lebensjahr/spinales Segment, das ist die Dosierung nach Schulte-Steinberg, die auch sehr viel angewandt wird und wenig Wirkung zeigt.

Kühn, Hannover: Der Unterschied besteht darin, daß wir Analgesie postoperativ und nicht zur Narkose machen.

Sprotte, Würzburg: Das Problem ist nur: Wenn Sie zitieren, daß nach einer Zirkumzision mit Kaudalanästhesie und ohne Kaudalanästhesie die gleichen Schmerzen bestehen und derjenige, den Sie zitieren, mit 0,1 ml/Segment/Lebensjahr dosiert hat, dann wundert mich das überhaupt nicht, weil es sich um eine absolute Unterdosierung handelt. Eine andere Frage ist noch: Warum begrenzen Sie auf 2 mg/kg KG Bupivacain?

Kühn, Hannover: Zum ersten Teil der Frage: Diese Untersuchungen wurden von Herrn Martin in England durchgeführt, und ich kann Ihnen dazu nur sagen, daß er diese Dosierung angewandt hat. Der Grund für die Begrenzung liegt darin, daß wir bei der Regionalanästhesie intraoperativ eine andere Indikation als Sie haben. Wir wollen postoperativ Schmerzfreiheit erreichen, und da sind wir mit diesen Dosierungen gut hingekommen, die in einem außerordentlich sicheren Bereich liegen. Wir wissen, daß wir eigentlich höher gehen könnten. Beim Katheter gehen wir dann auf Morphin über.

Sprotte, Würzburg: Ich wollte nur verhindern, daß dann irgendwo schriftlich festgehalten ist, man sollte nicht 2 mg/kg KG überschreiten.

Literatur

1. Martin LVH (1982) Postoperative analgesia after circumcision in children. Br J Anaesth 54:1263–1266
2. Schulte-Steinberg O (1978) Regionalanästhesie im Kindesalter. (Klinische Anästhesiologie und Intensivtherapie, Bd. 18, S 146–157) Springer, Berlin Heidelberg New York

Reanimation von Neugeborenen

H.-D. Frank

Problemstellung

Die Erstversorgung von asphyktischen Neugeborenen im Kreißsaal ist immer ein Wettlauf mit der Zeit. Sekunden nach Ablösung der Plazenta muß das Neugeborene vom wohltemperierten Unterwasserzustand zur Luftatmung überwechseln. Die flüssigkeitsgefüllten Alveolen müssen leer sein, mit Luft gefüllt werden und stabil bleiben. – Beim Fetus passieren nur etwa 5% des kardialen Auswurfs die Lunge, nach der Geburt muß das gesamte Herzzeitvolumen die Lungenstrombahn durchfließen. Gleichzeitig muß die zentrale Atemregulation rhythmisch einsetzen. Derartig fundamentale und zeitlich gedrängte Anpassungsvorgänge von Atmung, Herz-Kreislauf-System und zentralem Nervensystem werden in keiner anderen Periode im Leben des Individuums gefordert. Wenn diese Umstellungen nur verzögert, unvollständig oder gar überhaupt nicht in Gang kommen, dann arbeitet die Zeit am schnellsten und folgenschwersten gegen das Kind. Abbildung 1 zeigt am Tierversuch, wie regelhaft eine schwere Asphyxie abläuft und wie streng der Erfolg von Reanimations-

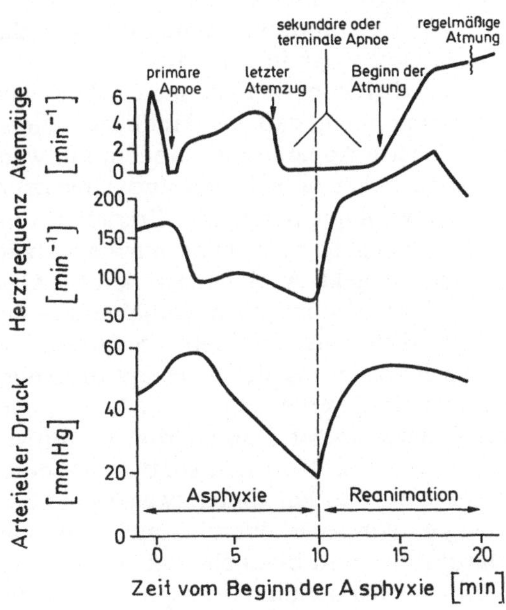

Abb. 1. Verhalten wichtiger Parameter bei Asphyxie

maßnahmen damit verknüpft ist. Aufgetragen sind Atemfrequenz, Herzfrequenz und arterieller Blutdruck in ihrem zeitlichen Verlauf bei Asphyxie und später unter Reanimationsbedingungen. Nach einer kurzen Phase mit Tachypnoe und Tachykardie tritt nach etwa 2 min der primäre Atemstillstand ein. Es schließt sich eine längerdauernde Periode mit unregelmäßiger Schnappatmung an, in der Herzfrequenz und Blutdruck stark absinken. Mit dem letzten Atemzug beginnt die sekundäre oder terminale Apnoe, wobei nur noch die Bradykardie als schwaches Lebenszeichen festzustellen ist. Ohne entsprechende Therapie kommt es um die 10. Minute zum Exitus. Spätestens jetzt beginnende aktive Wiederbelebungsmaßnahmen können die dargestellten Vitalfunktionen, z. T. mit gewisser Latenz, wiederherstellen.

Strategie der Reanimationsmaßnahmen

Aus dem Vorhergehenden läßt sich für den klinischen Notfall im Kreißsaal leicht eine Strategie entwerfen, die folgende Hauptforderungen umfaßt:

- Sofortiger Beginn,
- methodisch einfach,
- Sicherung des Erfolgs.

Die Reanimation muß *sofort* nach der Geburt beginnen. Die Erfüllung dieser Forderung setzt eine enge Kooperation zwischen Geburtshelfern, Anästhesisten und Kinderärzten voraus. Eine gute Vorinformation im Falle einer erwarteten Risikogeburt hilft besonders den Kinderärzten, rechtzeitig mit dem erforderlichen Gerät zur Stelle zu sein. So erhalten wir aus erster Hand Auskunft über Schwangerschaftsanamnese und bisherigen Geburtsverlauf. Wir können uns ein eigenes Bild vom Fortgang der Geburt machen und dabei den Grad der klinischen Gefährdung unmittelbar einschätzen. Nötige apparative Vorbereitungen lassen sich in Ruhe treffen.

Wiederbelebungsmaßnahmen sollen *methodisch einfach* sein. Die tägliche Erfahrung zeigt, daß bei kindlichen Notsituationen nach der Geburt nicht komplizierte Apparaturen, sondern nur wenige Instrumente nötig sind, die einfach und sicher zu bedienen sind. Unverzichtbar ist allerdings die Kenntnis der Pathophysiologie perinataler Erkrankungen. Ruhig und zielstrebig am asphyktischen Neugeborenen kann nur der arbeiten, der täglich mit schwerkranken Kindern umgeht. Auch handwerkliches Geschick und ein gutes Augenmaß für die kleinen anatomischen Verhältnisse sind vorteilhaft. Ich selber möchte nie auf die Hilfe einer erfahrenen Schwester verzichten.

Die Realisierung der 3. Hauptforderung, die *Sicherung des Erfolges* einer Reanimation, verdanken wir in Berlin dem leistungsfähigen Transportsystem der Feuerwehr der Stadt Berlin. Es bringt das Notfallteam der Kinderklinik rasch zum Einsatzort und sorgt in Absprache mit uns für eine adäquate Ausstattung unseres Babynotarztwagens mit Sauerstoff, Druckluft und elektrischer Energie. Wir legen Wert darauf, daß schwerkranke Neugeborene zwar mit Martinshorn und Blaulicht, dabei aber möglichst langsam und erschütterungsfrei in die Kinderklinik transportiert werden.

Durchführung der Reanimation

Für die primäre Reanimation bei Herz-Kreislauf- und Atemstillstand gelten grundsätzlich die allgemeinen Regeln des ABC der Wiederbelebung. Für die Belange von Neugeborenen ist dieses Schema bereits modifiziert worden. Die Bedeutung des Buchstabens C, der ursprünglich für die Wiederherstellung der Zirkulation stand, wurde verändert zugunsten der Korrektur der Azidose. Damit wird der Tatsache Rechnung getragen, daß postnatal Störungen der Respi-

Tabelle 1. Reanimation des Neugeborenen (Frank, Kewitz, Paust; Kinderklinik FU Berlin)

I Wärmeschutz	- Heizstrahler, Wärmematte - Trockenreiben, zudecken - Wärmefolie		
II Absaugen	- oropharyngeal - nasal - Magen		Sog bis maximal 200 cm $H_2O = 0{,}2$ bar
	Bei Mekoniumaspiration:	- sofort endotracheal absaugen und mit 0,9%iger NaCl-Lösung spülen	
III Atemhilfe	Versuch Spontanatmung:	- O_2-Maske aufsetzen	
	Bei ungenügender Spontanatmung:	- Entfaltung:	30–35 cm H_2O 5–10 s
		- Beatmung:	15–20 cm H_2O 40–60/min
	Wenn die respiratorische Insuffizienz andauert:	- Intubation	nasotracheal, orotracheal, Tubengröße 2,5–3,5 mm Durchmesser
	Bei blaß-asphyktischem Kind: Bei massiver Mekoniumaspiration:		sofort intubieren
IV Medikamente	Bei Kreislaufzentralisation Hypovolämie, Schock:		angewärmtes 5%iges Humanalbumin, 3–5 ml/kg KG, bei Bedarf wiederholen
	- Puffertherapie mit Natriumbikarbonat - keine Puffergabe ohne ausreichende Ventilation!		
	Im Notfall:	- Blindpufferung 2–3 mmol/kg KG	
	Wenn unter Beatmung eine Azidose fortbesteht:	- Dosierung nach Blutgasanalyse: BE · 0,3 · kg KG - 1 : 1 mit 5%iger Glukoselösung verdünnen - möglichst periphere Vene - langsam infundieren - keine Bolusinjektion in Nabelgefäße	
Extrathorakale Herzmassage	- harte Unterlage, Beine hochlagern		
	- HF ~ 100/min		
	- Herzmassage : Beatmung	~ 5 : 1	
	- Druckpunkt:	mittleres Sternumdrittel	
	- reife Neugeborene:	Zweifingermethode	
	- Frühgeborene < 1500 g:	Daumen mit Hand als Widerlager	

Vor dem Transport in die Kinderklinik die Körpertemperatur rektal messen und auf dem Verlegungsbericht dokumentieren

ration mit nachfolgender Azidose im Vordergrund stehen. Aus spezieller neonatologischer Sicht meinen wir, das an sich eingängige ABC-Schema verlassen zu müssen. Eine Arbeitsgruppe an der Universitätskinderklinik hat darum ein neues Schema für die Zielgruppe asphyktischer Neugeborener im Kreißsaal entwickelt, das näher erläutert werden soll (Tabelle 1).

Die Übersicht zeigt in der linken senkrechten Spalte mit den römischen Ziffern I–IV die Reihenfolge der Maßnahmen entsprechend ihrer Wichtigkeit im sehr häufigen Regelfall. Die extrathorakale Herzmassage nimmt in der Praxis der Reanimation eine Sonderstellung ein. Sie tritt im Extremfall natürlich an die erste Stelle der Wiederbelebungsaktionen. Die Angaben in den großen Spalten rechts beschreiben die Art der Einzelmaßnahmen je nach ihrer Dringlichkeit.

Zu I: Die Notwendigkeit eines sorgfältigen Wärmeschutzes für asphyktische Neugeborene kann nicht genügend betont werden. Die Unterkühlung bedeutet ein zusätzliches Risiko sowohl für den aktuellen Krankheitsverlauf als auch für die Langzeitprognose dieser Patienten. Besonders Frühgeborene haben ein sehr ungünstiges Oberflächen-Volumen-Verhältnis im Vergleich zu größeren Kindern oder Erwachsenen. Sie besitzen nur spärliches subkutanes Fettgewebe als Isolierschicht gegen eine kühlere Umgebung. Neugeborene sind in der Lage, ihre Körpertemperatur in engen Grenzen konstant zu halten, und zwar bei zu kalter oder zu warmer Umgebungstemperatur. Dabei zeigen sie weder Schweißtropfen bei Fieber noch Gänsehaut oder Kältezittern bei Unterkühlung. Die Konstanthaltung der Kerntemperatur ist in jedem Fall mit aktiven Stoffwechselprozessen verbunden, die z.B. am O_2-Verbrauch in ml/kg KG/min gemessen werden können. Abbildung 2 verdeutlicht den immensen O_2-Bedarf bei reifen, gesunden Neugeborenen, die nackt einer Umgebungstemperatur von 25 °C ausgesetzt sind. Wir alle – einschließlich der Mutter – würden bei

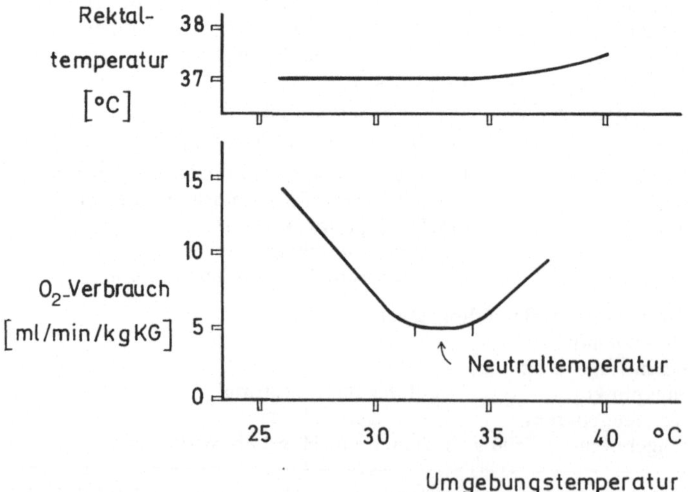

Abb. 2. Stoffwechselsteigerung für Thermoregulation

25 °C Kreißsaaltemperatur stöhnen, während das Neugeborene bei der gleichen Temperatur ganz erbärmlich, aber stumm leidet! Beim Wärmeschutz sollten wir darauf achten, die richtige Neutral- oder Behaglichkeitstemperatur einzuhalten. Dies ist die enge Spanne der Umgebungstemperatur, bei der das Kind am wenigsten Energie zur Aufrechterhaltung seiner Kerntemperatur verbraucht. Dieser Bereich liegt für reife Kinder zwischen 32 und 34 °C und steigt mit fallendem Geburtsgewicht deutlich an. Wird dieser relativ enge Temperaturbereich unterschritten, so kann das Neugeborene seine Körpertemperatur nur durch einen gesteigerten O_2-Verbrauch stabilisieren (Abb. 3). Sind aber die begrenzten Energiereserven erschöpft, so kommt mit dem Absinken der zentralen Temperatur ein Circulus vitiosus in Gang mit metabolischer Entgleisung und respiratorischer Insuffizienz, die zum perinatalen Schock mit Hypoxie und Azidose führen können. Als fatale Folge können Mikrozirkulationsstörungen, Verbrauchskoagulopathie und pulmonale hyaline Membranen auftreten. Sinkende pH-Werte erhöhen zudem die Zytotoxizität des Bilirubins und damit die Gefahr des Kernikterus.

Diese deletäre Entwicklung wird am wirkungsvollsten vermieden, wenn Wärmeverluste von Anfang an möglichst gering gehalten werden. Ein guter Wärmeschutz geschieht im Kreißsaal am besten in einem durch feste Wände abgetrennten, gut beleuchteten Reanimationsraum ohne Fenster und nur einer Tür, der separat zu beheizen ist. Das kranke Neugeborene wird nach Durchtrennung der Nabelschnur sofort auf einer Wärmematte unter einem richtig justierten Heizstrahler trocken gerieben und zugedeckt. Nach der Versorgung wird das Kind zum Transport in eine dünne Metallfolie eingepackt.

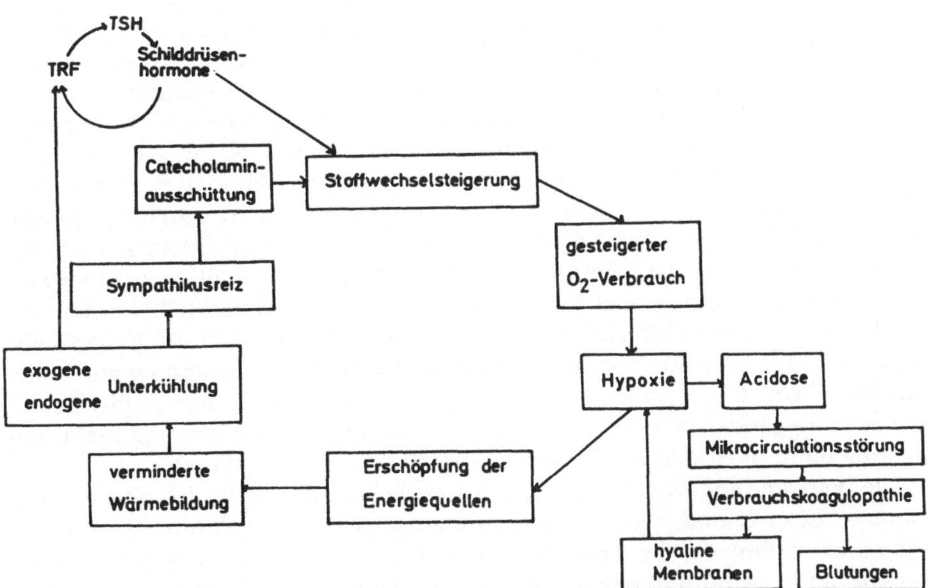

Abb. 3. Mögliche Folgen einer Unterkühlung bei Neugeborenen

Zu II: Dieser Punkt betrifft das Freimachen der oberen Luftwege. Als größtes Reservoir für möglicherweise infiziertes, blut- oder mekoniumhaltiges Fruchtwasser wird der Mund-Rachen-Raum zuerst abgesaugt. Danach folgen beide Nasengänge, und schließlich wird die Absaugsonde bis in den Magen vorgeschoben. Wichtige Mißbildungen wie Choanal- oder Ösophagusatresien können so rasch bemerkt werden. Die Sogstärke soll wegen der leicht verletzlichen Schleimhäute 200 cm = 0,2 bar H_2O nicht überschreiten. Da die Aspiration von zähem Mekonium in die tieferen Luftwege hinein ein schweres Krankheitsbild hervorrufen kann, soll in diesem Fall sofort endotracheal abgesaugt und mit physiologischer Kochsalzlösung gespült werden.

Zu III: Die verschiedenen Maßnahmen bei der Reinigung der oberen Luftwege stellen häufig auch bei deprimierten Neugeborenen eine kräftige Atemstimulation dar, so daß eine apparative Atemhilfe durchaus dosiert eingesetzt werden soll. Wenn rhythmische Atembewegungen in Gang kommen, genügt oft das Aufsetzen einer O_2-Maske, bis das Kind nach einigen Minuten vollends rosig und vital wird. Setzt die Spontanatmung nur sehr langsam oder stockend ein oder bleibt die Herzaktion unter 100/min, wird die manuelle Maskenbeatmung mit 100% O_2 durchgeführt. Um die Viskosität der Flüssigkeit in den Luftwegen zu überwinden, müssen für die ersten 5–10 Atemstöße höhere Entfaltungsdrücke aufgebracht werden als später, wenn ein funktionelles Residualvolumen bereits aufgebaut ist. Bleibt die Atmung insuffizient, wird das Kind vor dem Transport intubiert und maschinell beatmet. – Primäre, notfallmäßige Intubationen im Kreißsaal sind nur ausnahmsweise nötig. Sie sind angezeigt beim scheintoten Kind und bei massiver Mekoniumaspiration.

Zu IV: Die Frage nach der Auswahl von Medikamenten bei der Reanimation im Kreißsaal ist immer wieder aktuell. Da es sich bei asphyktischen Neugeborenen mit Hypoxie und Azidose meistens um primär respiratorische Störungen handelt, stehen die respiratorischen Therapiemaßnahmen mit O_2-Gabe und abgestufter Atemhilfe eindeutig im Vordergrund. Als kreislaufstabilisierende Maßnahme und gute Voraussetzung für eine bessere Gewebe- und Lungenperfusion hat sich die Gabe von 5%igem Humanalbumin bewährt. Dieses Vorgehen bietet noch 2 weitere Vorteile: Eiweißlösungen sind biologische Puffer und können zur Behandlung von leichten bis mittelschweren Azidosen herangezogen werden. Die Eiweißgabe dient auch der Prophylaxe von Ödemen, da Frühgeborene häufig eine Hypalbuminämie aufweisen. Die Indikation zu einer Puffertherapie mit Natriumbikarbonat sollte möglichst streng gestellt werden, besonders dann, wenn die Ventilation noch nicht ausreichend ist. In diesem Falle wird die Gabe von Bikarbonat die respiratorische Azidosekomponente weiter erhöhen. Trotzdem kommt man bei einer schweren perinatalen Asphyxie mit sicher vorliegender metabolischer Azidose um eine Blindpufferung nicht herum, die dann nach den aufgeführten Kautelen vorzunehmen ist.

Die Verwendung von Trispuffer in der Postnatalperiode ist obsolet. Die 3molare Lösung muß vielfach verdünnt werden, was zu Volumenproblemen führen kann. Obwohl der Trispuffer die intrazelluläre Azidose rasch und wirksam bekämpft, sind die möglichen Nebenwirkungen wie Atemdepression, Hypoglykämie, Krämpfe und lokale Nekrosen viel zu riskant.

Die extrathorakale Herzmassage in Verbindung mit Beatmung ist eine wirksame Methode zur Aufrechterhaltung einer Minimalzirkulation. Sie wird zur Erstmaßnahme bei schwerer Bradykardie oder Herzstillstand. Der Einsatz von Sympathomimetika ist erst sinnvoll nach Korrektur der Azidose und erübrigt sich meist mit Besserung der Lungenfunktion. Die Beobachtung einiger anatomisch-physiologischer Gegebenheiten erhöht zweifellos die Sicherheit der kleinen Patienten.

Hoffnungen und Wünsche

Es wurde versucht, aus kinderärztlicher Sicht Besonderheiten im Ablauf einer Reanimation im Kreißsaal darzustellen. Der Erfolg im Einzelfall hängt jedoch nicht selten davon ab, ob das Optimum an fachlicher Kompetenz und technischen Voraussetzugen zu einer bestimmten Zeit an einem bestimmten Ort zusammengeführt werden kann. Die Koordination dieses komplizierten Systems bleibt störanfällig - auch in Berlin -, und manches Lebensschicksal von Kindern und Eltern wird weiterhin vom Zufall bestimmt sein!

Ich möchte abschließend als Neonatologe stellvertretend für ein kleines Frühgeborenes einige Wünsche und Hoffnungen an seine Helfer formulieren:

- Hilfe! Ich bin erst 32 Wochen alt und spüre plötzlich Wehendruck in meinem wohligen Gehäuse. Ich hoffe, daß mein Geburtshelfer die Wehen wenigstens so lange bremsen kann, bis meine Lunge mit Steroiden noch etwas reifer wird.
- Ich habe Angst! Ich muß wohl bald mein warmes Nest verlassen. Ich hoffe, daß mein Geburtshelfer den Kinderarzt schon angerufen hat, der mich dann gleich in Empfang nehmen soll. Vielleicht ist aber noch Zeit, in meinem natürlichen Inkubator mit meiner Mutter in den Kreißsaal neben der Kinderklinik zu fahren, wo ganz bestimmt ein Kinderarzt dabei sein kann. Wäre das schön! Ich wünsche mir kluge Eltern und einen weisen Geburtshelfer.
- O Gott! Es ist plötzlich so hell und so kalt um mich. Ich möchte eine Gänsehaut kriegen und ganz erbärmlich zittern, aber das kann ich ja noch nicht. Hoffentlich merken die, wie ich leide! Bitte, rubbelt mich schnell ganz trokken, deckt mich zu und legt mich unter die Wärmelampe oder in den Brutkasten, dann ist mir schon viel wohler.
- Ich habe Atemnot! Bitte, saugt gründlich, aber mit zarter Hand das Fruchtwasser aus Mund und Nase ab und probiert, ob ich mich mit der O_2-Maske allein erhole. Falls es nicht klappt, entfaltet meine Lunge kurz mit dem Atembeutel.
- Ich wünsche keine ungezielte Pufferdusche mehr, schon gar nicht in meine Nabelvene. Mein Hauptproblem ist die Lunge. Kleine Beatmungsdrücke (bis 25 cm H_2O) genügen schon. Zur Kreislaufstabilisierung brauche ich höchstens etwas Plasma-/Zuckerlösung über eine meiner zahlreichen peripheren Venen.
- Ich bin schon 10 min alt und meine Atmung kommt doch nicht recht in Schwung. Ich muß mich sehr anstrengen und das Herz schlägt mir bis zum

Halse. Ich wünsche gleich jetzt - bevor es mir unterwegs noch schlechter geht - eine Atemhilfe. Ich weiß, der Transport-CPAP hat schon viele meiner Leidensgenossen vor der Intubation und Beatmung bewahrt.

- Ich bin jetzt abgenabelt, es geht mir schon viel besser und ich bin zum Transport bereit. Packt mich bitte in die Wärmefolie, laßt den Tropf sicherheitshalber weiterlaufen und überzeugt euch am Monitor, wie gut es mir geht.
- Der Sauerstoff am Anfang hat mir gut getan. Ich bin jetzt am CPAP-System ganz rosig und fange schon an, mir Sorgen zu machen um meine Augen und meine Lunge, die zu hohen O_2-Druck gar nicht gut vertragen. Darum, bitte, nur soviel Sauerstoff wie nötig und so kurz wie möglich.
- Liebe Feuerwehrmänner im Krankenwagen! Auch wenn es gegen Eure Berufsauffassung geht, es gibt keinen Grund zu übertriebener Eile. Ich fühle mich sicher und gut versorgt. Es freut mich, daß Ihr alle Fenster geschlossen haltet und danach fragt, ob ich die Extraheizung in Eurem Auto wünsche. Bitte, fahrt langsam und vorsichtig, damit meine Schläuche nicht verrutschen. Wenn Ihr mich sanft schaukelt, kann ich vielleicht doch von meinem verlorenen Paradies noch ein bißchen träumen.

Diskussion

Eyrich, Berlin: Vielen Dank, Herr Frank, für Ihren Beitrag. Wenn Sie das nächste Mal das Kind sprechen lassen, vergessen Sie bitte nicht, daß es auch für die Sectio an den Anästhesisten ein paar Wünsche äußert, z. B. wegen Blutdruck o. ä.; dann sind auch wir ganz zufrieden. Es ist bei den Kindern wie bei den Erwachsenen: Der Anästhesist ist selbstverständlich, wird aber immer vergessen.

Link, Berlin: Herr Frank, es würde mich interessieren, wie Sie ihr Nasen-CPAP-System installieren? Nehmen Sie von der Industrie fertiggelieferte Adapter, die man in die Nase stecken kann?

Frank, Berlin: Wir verwenden ein selbstgefertigtes Plastikteil mit 2 angeklebten Tubuseinsätzen. Auf diese schieben wir kommerzielle Tuben mit einem größeren Durchmesser, als wir sie für die Intubation nehmen würden, und bringen sie zum Preßsitz in beide Nasengänge. Manchmal nehmen wir auch nur einen Tubus, den wir dann aber in den Pharynx einführen.

Kühn, Hannover: Mir ist die Anwendung der Wärmefolie nicht so ganz klar. Der Inkubator soll doch genau so warm sein, wie es im Mutterleib ist. Sie sagten, daß nur wenige der Kinder, die Sie in der Wärmefolie transportierten, eine Temperatur von 36 °C hatten. Dann kann ein Kind aber nur wenig Wärme aufnehmen.

Frank, Berlin: Man muß sagen, daß nur relativ warme Kinder eingepackt werden dürfen. Die Kinder, die tatsächlich 36 °C haben, kommen, nachdem wir 30 min gefahren sind, in der Klinik warm an. Die Wärme von außen geht offensichtlich gut durch diese dünne Metallschicht hindurch.

Eyrich, Berlin: Das widerspricht etwas der Physik.

Frank, Berlin: Es sind nicht alle Körperteile bedeckt, der Kopf ist natürlich frei. Der Arm bzw. das Bein, das die Infusion trägt, muß frei sein.

Ich fürchte, daß die Ausgangstemperatur des Inkubators nicht immer die gewünschte ist, denn wir sind in Eile, wir müssen Treppenhäuser überwinden. Der Feuerwehrwagen ist sicher kühler, als wir es wünschen. Wir kommen mit einer Inkubatortemperatur von 30–31 °C an. Er ist dann im Kreißsaal nicht auf 36 °C hochzubekommen.

Eyrich, Berlin: Eine Anregung aus der Erwachsenenmedizin bei unterkühlten Patienten: Bei Lawinenunfällen oder Bergunglücken z. B. macht man das ja so, daß man in die Wärmefolie Wärmepackungen gibt. Ich weiß nicht, ob das in Ihrem Bereich auch so gemacht wird.

Frank, Berlin: Ich halte das für etwas riskant, wenn die Körperperfusion des Kindes nicht gut ist; z. B. wenn das Kind im Schockzustand ist, dann könnten sehr leicht Verbrennungen auftreten.